Descomplicando a Perda Auditiva

Thieme Revinter

Descomplicando a Perda Auditiva

Ariane Figueiredo dos Santos Gonçalves
Pós-Graduada em Audiologia Clínica
Especialista em Audiologia Clínica pelo Conselho Federal de Fonoaudiologia (CFFa)

Thieme
Rio de Janeiro • Stuttgart • New York • Delhi

Dados Internacionais de Catalogação na Publicação (CIP) de acordo com ISBD

G635d

Gonçalves, Ariane
 Descomplicando a perda auditiva/ Ariane Gonçalves. – Rio de Janeiro: Thieme Revinter Publicações Ltda, 2022.
 72 p.: il.: 16cm x 23cm.
 Inclui bibliografia e índice.
 ISBN 978-65-5572-138-6
 eISBN 978-65-5572-137-9

1. Medicina. 2. Otorrinolaringologia. 3. Audição. 4. Perda auditiva. 5. Aparelhos auditivos. I. Título.

2021-4405

CDD: 617.51
CDU: 616.21

Elaborado por Odilio Hilario Moreira Junior – CRB-8/9949

Contato com a autora:
ariane@audiofisa.com.br

© 2022 Thieme. All rights reserved.

Thieme Revinter Publicações Ltda.
Rua do Matoso, 170
Rio de Janeiro, RJ
CEP 20270-135, Brasil
http://www.ThiemeRevinter.com.br

Thieme USA
http://www.thieme.com

Créditos Imagem da Capa: capa feita usando a imagem a seguir:
3D render of a medical with a close up ear
© kjpargeter/br.freepik.com

Impresso no Brasil por Forma Certa Gráfica Digital Ltda.
5 4 3 2 1
ISBN 978-65-5572-138-6

Também disponível como eBook:
eISBN 978-65-5572-137-9

Nota: O conhecimento médico está em constante evolução. À medida que a pesquisa e a experiência clínica ampliam o nosso saber, pode ser necessário alterar os métodos de tratamento e medicação. Os autores e editores deste material consultaram fontes tidas como confiáveis, a fim de fornecer informações completas e de acordo com os padrões aceitos no momento da publicação. No entanto, em vista da possibilidade de erro humano por parte dos autores, dos editores ou da casa editorial que traz à luz este trabalho, ou ainda de alterações no conhecimento médico, nem os autores, nem os editores, nem a casa editorial, nem qualquer outra parte que se tenha envolvido na elaboração deste material garantem que as informações aqui contidas sejam totalmente precisas ou completas; tampouco se responsabilizam por quaisquer erros ou omissões ou pelos resultados obtidos em consequência do uso de tais informações. É aconselhável que os leitores confirmem em outras fontes as informações aqui contidas. Sugere-se, por exemplo, que verifiquem a bula de cada medicamento que pretendam administrar, a fim de certificar-se de que as informações contidas nesta publicação são precisas e de que não houve mudanças na dose recomendada ou nas contraindicações. Esta recomendação é especialmente importante no caso de medicamentos novos ou pouco utilizados. Alguns dos nomes de produtos, patentes e design a que nos referimos neste livro são, na verdade, marcas registradas ou nomes protegidos pela legislação referente à propriedade intelectual, ainda que nem sempre o texto faça menção específica a esse fato. Portanto, a ocorrência de um nome sem a designação de sua propriedade não deve ser interpretada como uma indicação, por parte da editora, de que ele se encontra em domínio público.

Todos os direitos reservados. Nenhuma parte desta publicação poderá ser reproduzida ou transmitida por nenhum meio, impresso, eletrônico ou mecânico, incluindo fotocópia, gravação ou qualquer outro tipo de sistema de armazenamento e transmissão de informação, sem prévia autorização por escrito.

DEDICATÓRIA

Primeiramente dedico esta obra a Deus, que permitiu que tudo isso acontecesse ao longo de minha vida e, em todos os momentos, é o maior mestre que alguém pode conhecer e ter. Aos meus pais, **Silvia e Ari**, que mais do que me proporcionar uma boa infância, formaram os fundamentos do meu caráter e me apontaram uma vida eterna. Obrigada por serem a minha referência de tantas maneiras e sempre presentes na minha vida de forma indispensável.

Ao meu irmão **Caio Henrique** que, de forma especial e carinhosa, me deu força e coragem, me apoiando nos momentos de dificuldades. Obrigada por contribuir com sua paciência e força.

Ao meu esposo, **Elessandro**, que representa minha segurança em todos os aspectos, meu companheiro incondicional, o abraço espontâneo e tão necessário. Obrigada por me fazer sentir tão amada também nos momentos mais difíceis da nossa vida.

Aos meus pacientes... É por vocês que me dedico a aperfeiçoar o meu trabalho e ser quem sou. Minha eterna gratidão, carinho e admiração.

Dedico a todos os meus amigos de vida e aos que ganhei nessa profissão tão linda! Vocês são essenciais em minha vida.

Em especial ao Dr. Fayez Bahmad e ao Dr. Rogério Hamerschmidt, que são minhas maiores referências e que sempre estão à disposição. Minha gratidão, admiração e carinho por terem aceitado meu convite.

À Dra. Vanessa Mazanek, que com muito carinho contribuiu com o livro.

Ao meu querido Paulo Sugai, que tem uma história linda e aceitou compartilhar em meu livro sobre o direito dos deficientes auditivos. Sugai, mais uma vez muito obrigada. Você é uma pessoa iluminada e muito especial.

APRESENTAÇÃO

Este livro surgiu de um sonho que tinha de compartilhar meu conhecimento não só com os usuários de aparelhos auditivos, mas com os familiares e profissionais da saúde. Quem já não teve alguém na família que, embora querendo disfarçar, apresenta sinais de que não está ouvindo bem? É aí que começam os problemas para todos os lados envolvidos. Quem está sentindo a deficiência e quer disfarçar assume uma atitude que só tende a piorar a situação. E quem faz que não está notando, para não constranger, também está ajudando a piorar. Um aparelho auditivo pode acabar com todas estas dificuldades. Já passou do tempo em que as pessoas precisavam, digamos assim, se envergonhar de procurar o auxílio médico com medo de precisar colocar aparelhos auditivos.

Eles eram grandes, incomodavam e não promoviam fácil adaptação. Hoje em dia, com as novas tecnologias, cada dia que passa os aparelhos se tornam mais sensíveis, com maiores facilidades de sintonia, menores e com *design* que se adapta perfeitamente aos pacientes.

Neste livro, vamos apresentar alguns tópicos que podem ajudar a esclarecer quem passa pelo problema de falta de audição, labirintite, direitos dos deficientes auditivos, implante coclear, perda auditiva na população jovem, desafios e benefícios do aparelho auditivo e, é claro, não poderia deixar de falar um pouco sobre um tema muito pedido que é o zumbido.

Este livro foi escrito com muito carinho e amor. Desejo a todos excelente leitura.

A Autora

PREFÁCIO

Este incrível livro que fala sobre a jornada da audição foi maravilhosamente preparado pela autora Ariane Gonçalves, que é uma profissional dedicada à Reabilitação Auditiva, apaixonada pelo que faz e que, como eu, tem como missão a busca incansável pela divulgação de meios para prevenção da perda auditiva e tratamento.

Por meio deste livro encantador e cativante da minha amiga Ariane Gonçalves, pacientes e profissionais da área terão a oportunidade de aprender sobre os meios mais modernos de tratar a perda auditiva, e se seu filho nasceu com perda auditiva, tem parentes com essa deficiência, ou apenas é um leitor interessado no assunto, eu os convido a ler este livro com o risco de aprender e se apaixonar pela Reabilitação Auditiva e passar a compreender melhor a vida de milhares de pacientes ao redor do mundo, e que possam contribuir com o incrível processo de reabilitação auditiva que permite a eles conversar, serem bem-sucedidos na escola, trabalho e socializarem com seus colegas.

Quando descoberta a perda auditiva, muitas vezes esquecemos todos os sons maravilhosos e as experiências que deixamos de sentir, e este livro nos auxilia a compreender a importância de se lutar para ter esses sons e essas experiências de volta!

Leiam e compreendam toda a importância da Reabilitação Auditiva!

Fayez Bahmad Jr, M.D, PhD
Diretor do Instituto Brasiliense de Otorrinolaringologia (IBO)

COLABORADORES

FAYEZ BAHMAD JR.
Professor e Orientador do Programa de Pós-Graduação da Faculdade de Ciências da Saúde da Universidade de Brasília (UnB)
Professor Livre-Docente pelo Departamento de Oftalmologia e Otorrinolaringologia pela Faculdade de Medicina da Universidade de São Paulo (FMUSP)
Doutorado pelo PPG/FCS da UnB, Brasília e Harvard Medical School, MA, Boston, EUA

PAULO SUGAI
Graduação em Direito pelo Centro Universitário de Brasília (UniCEUB)
Pós-Graduação em Direito Contratual pelo Centro de Ensino Renato Saraiva (CERS)
Pós-Graduação em Direito Internacional pela Faculdade Damásio
Pós-Graduando em Direito Societário pela Escola Brasileira de Direito (EBRADI)
Pós-Graduando em Direito das Pessoas com Deficiência pelo Child Behavior Institute (CBI) of Miami

ROGÉRIO HAMERSCHMIDT
Professor Associado do Departamento de Oftalmo-Otorrinolaringologia da Universidade Federal do Paraná (UFPR)
Mestre e Doutor em Clínica Cirúrgica pela UFPR
Chefe do Serviço de Otorrinolaringologia do Hospital de Clínicas da UFPR

VANESSA MAZANEK SANTOS
Residência Médica em Otorrinolaringologia pela Universidade Federal do Paraná (UFPR)
Fellowship em Otologia pelo Hospital Paranaense de Otorrinolaringologia
Médica do Serviço de Otologia e Implante Coclear do Hospital Paranaense de Otorrinolaringologia

SUMÁRIO

1. O QUE É PERDA AUDITIVA? 1
   Ariane Figueiredo dos Santos Gonçalves

2. REABILITAÇÃO AUDITIVA NA SURDEZ DE CAUSA CONDUTIVA 5
   Fayez Bahmad Jr.

3. LABIRINTITE E PERDA AUDITIVA 9
   Ariane Figueiredo dos Santos Gonçalves

4. ZUMBIDO 13
   Ariane Figueiredo dos Santos Gonçalves

5. DIREITOS DOS DEFICIENTES AUDITIVOS 19
   Paulo Sugai

6. PERDA AUDITIVA NA POPULAÇÃO JOVEM 25
   Ariane Figueiredo dos Santos Gonçalves

7. DESAFIOS DA PERDA AUDITIVA E OS BENEFÍCIOS DO APARELHO AUDITIVO ... 27
   Ariane Figueiredo dos Santos Gonçalves

8. IMPLANTE COCLEAR 29
   Rogério Hamerschmidt ▪ Vanessa Mazanek Santos

9. REABILITAÇÃO AUDITIVA NA SURDEZ PROFUNDA – O IMPLANTE AUDITIVO TRONCOENCEFÁLICO 39
   Fayez Bahmad Jr.

10. OTOSCLEROSE 43
    Rogério Hamerschmidt ▪ Vanessa Mazanek Santos

BIBLIOGRAFIA 49

ÍNDICE REMISSIVO 53

Descomplicando a
Perda Auditiva

Thieme Revinter

O QUE É PERDA AUDITIVA?

CAPÍTULO 1

Ariane Figueiredo dos Santos Gonçalves

Para entender melhor a perda auditiva, é importante compreender primeiro a anatomia do ouvido, que possui três partes principais: o ouvido externo, o médio e o interno (Fig. 1-1).

Ouvido externo é composto pelo pavilhão auricular (orelha), que é responsável por coletar e encaminhar o som para dentro do canal auditivo, e pelo canal auditivo (canal auditivo externo). Seu principal objetivo é direcionar o som para o ouvido.

Já o **ouvido médio** é composto pelo tímpano (membrana timpânica), que é responsável por transformar os sons em vibrações; e o martelo, a bigorna e o estribo, que são a cadeia de três pequenos ossos (ossículos) que transformam as vibrações para o ouvido interno.

E, por último, o **ouvido interno** que, por sua vez, é composto pelo ouvido interno (cóclea), que contém líquido e "células ciliadas" extremamente sensíveis. Esses cílios das células são semelhantes a pelos e movem-se quando estimulados por vibrações sonoras, já o sistema ou aparelho vestibular contém células que controlam o equilíbrio, e o nervo auditivo é responsável por enviar sinais da cóclea ao cérebro.

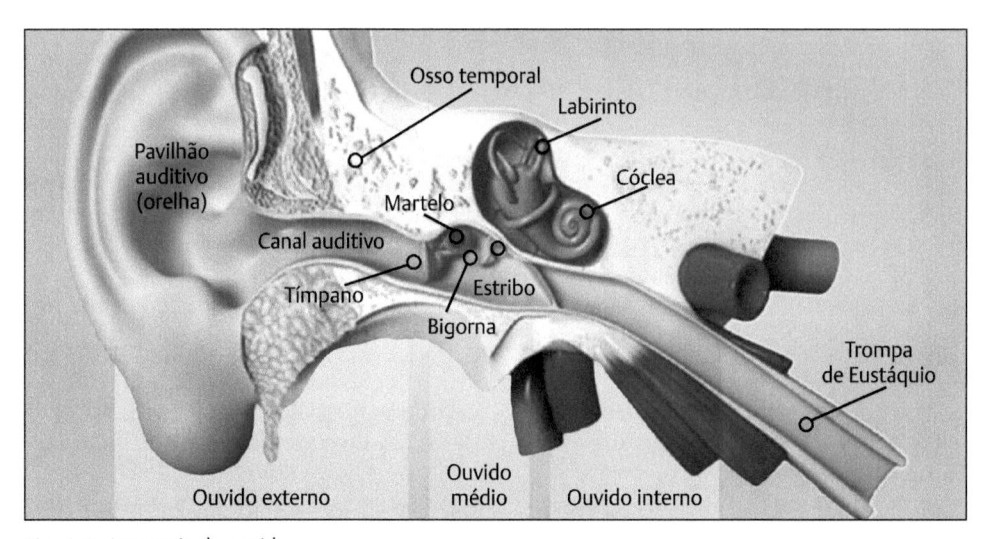

Fig. 1-1. Anatomia do ouvido.

Cada parte do ouvido tem um papel importante no fornecimento de informações sonoras ao cérebro. A perda auditiva é o resultado de danos a uma ou várias partes do ouvido externo, médio e interno.

Costumamos associar a deficiência auditiva ao envelhecimento, talvez porque ela realmente seja mais comum entre os idosos. Porém, é necessário ficar atento. Ela pode atingir também jovens, crianças e adultos em geral. A pessoa pode perder a audição aos poucos sem perceber.

Deficiência auditiva é a perda ou redução da capacidade de ouvir os sons que estão ao redor, seja nas conversas ou no ambiente. Geralmente é provocada pelo excesso de exposição ao som ou ruídos altos e pelo envelhecimento.

Porém, a deficiência auditiva também pode ser consequência de algum outro problema de saúde, uso de medicamentos ou vícios, como fumo e álcool. Na maioria dos casos não tem cura, mas o uso de aparelhos auditivos garante o bem-estar e melhor qualidade de vida aos pacientes.

A deficiência auditiva necessita de tratamento, acompanhamento médico constante, exames de rotina e também o uso do aparelho auditivo.

Quando isso não acontece como deveria, é muito comum que o portador do problema passe por uma série de incômodos.

As perdas auditivas são classificadas em três tipos:

- *Neurossensorial:* este tipo de perda auditiva está diretamente ligado ao ouvido interno e é irreversível. As causas são as mais variadas, mas estão comumente relacionadas com problemas nas células internas dos ouvidos que, quando lesionadas, não têm a capacidade de recuperação.
- *Condutiva:* este tipo de perda auditiva está relacionado, sobretudo, com uma espécie de interferência na transmissão do som entre os dois ouvidos: interno e externo. É causada, geralmente, por infecções.
- *Mista:* este tipo de perda auditiva ocorre quando o dano atinge tanto o ouvido interno quanto o externo. É quando, por exemplo, o paciente tem alguma infecção e algum dano nas células ao mesmo tempo.

Diferente do que algumas pessoas imaginam, a deficiência auditiva não é uma condição extrema em todos os casos. Existem diferentes graus de perda auditiva que dependem das causas, da idade e do tipo de lesão no sistema auditivo.

Os tipos de perda auditiva indicados anteriormente podem ter diferentes graus de gravidade e de perda auditiva. Entre "ouvir mal", "ouvir pouco" ou "não ouvir nada" existem diferenças e é importante avaliá-las para saber qual é o melhor tratamento ou aparelho auditivo a ser recomendado ao paciente.

Assim, como dito anteriormente, existem diferentes graus de perda e deficiência auditiva. São eles:

- *Perda auditiva leve:* este tipo de perda auditiva acontece quando há dificuldade em ouvir sons abaixo de 30 decibéis. Pessoas com esse tipo de perda auditiva podem ter muita dificuldade em conversar com outras pessoas, principalmente, se houver ruídos ou outros sons.
- *Perda auditiva moderada:* este grau de perda auditiva está relacionado com a dificuldade em ouvir sons abaixo de 50 decibéis. Neste caso, o uso do aparelho auditivo já pode ser recomendado para auxiliar na comunicação com as outras pessoas e trazer mais conforto ao paciente.

- *Perda auditiva severa:* o grau de perda auditiva severa é definitivo pela dificuldade em ouvir sons abaixo de 80 decibéis. Como o nome indica, já é uma deficiência auditiva mais grave, em que o uso de aparelhos auditivos pode, neste caso, ser insuficiente. Em algumas situações a cirurgia é aconselhada para esses casos.
- *Perda auditiva profunda:* este grau é o mais extremo da deficiência auditiva. É quando o paciente não consegue ouvir praticamente mais nada ao seu redor.

Muitas pessoas não sabem quais as consequências de não tratar a perda auditiva, mas existem várias.

Além de um desconforto claro no dia a dia e nas conversas cotidianas, a perda auditiva leva, também, a problemas sérios de saúde. Adultos que possuem alguma deficiência ou perda auditiva e não procuram tratamento ou acompanhamento médico têm maior probabilidade de sofrerem com: depressão, ansiedade e demências.

Existe, também, maior risco de sofrer com pressão arterial elevada. O não tratamento desse tipo de doença pode levar, ainda, a problemas mais graves como: derrame, comprometimento renal e até mesmo infarto.

Existe, também, perante uma deficiência auditiva não tratada, uma diminuição de 30 a 40% das habilidades cognitivas, como de memória, atenção e percepção.

Nos casos das crianças e das pessoas mais novas, a preocupação deve ser ainda maior, sobretudo com o uso constante de fones de ouvido e de música alta.

Sentindo qualquer desconforto, ruído, chiado, dor nos ouvidos ou diminuição da capacidade de escutar, é necessário procurar imediatamente um médico de confiança para que seja feito um diagnóstico especializado o mais rápido possível para o tratamento mais adequado.

Se sentir algum desconforto, evite ficar em ambientes com muito ruído, usar fones de ouvido e/ou inserir qualquer objeto no ouvido.

A perda auditiva muitas vezes é gradual e chega a ser difícil reconhecê-la. Pode começar com uma vaga sensação de ser excluído de conversas ou de ter que fazer esforços significativos para conseguir ouvir e entender conversas e ambientes ruidosos.

Qualquer pequeno sintoma é o suficiente para ter que consultar um médico especialista.

A perda auditiva, mesmo que mínima e em nível que pareça não atrapalhar muito o cotidiano de quem a sente, também deve ser analisada por um especialista, pois mesmo com um grau baixo de perda auditiva pode ser necessário tratamento e até mesmo o uso de aparelho auditivo.

A falta de captura de determinados sons e frequências pode não ser algo muito notado no dia a dia, mas pode levar a um esforço enorme por parte do seu canal auditivo, podendo provocar todos os problemas de saúde e sociais indicados anteriormente.

Infelizmente, o número de pessoas com perda auditiva tem aumentado nos últimos anos.

Alguns casos são também facilmente tratados com o uso de medicamentos ou cirurgias. Em outros, o uso do aparelho auditivo é fundamental para uma vida mais plena. As recomendações e o tipo de aparelho ideal serão indicados exclusivamente pelo médico especialista e pelos fonoaudiólogos.

Os aparelhos auditivos modernos são baseados em uma tecnologia avançada. Eles podem ser melhorados e adaptados às necessidades individuais de cada pessoa. A perda auditiva, especialmente quando falamos de sensibilidade em determinadas frequências e sons, é diferente em cada paciente e indivíduo.

Atualmente os aparelhos auditivos permitem, com suas novas tecnologias, dividir as frequências em vários canais, que podem ser ajustados para a perda de audição específica do paciente. Usar um aparelho auditivo como solução para a deficiência auditiva permite que:

- Sejam evitados mal-entendidos. Durante uma conversa, por exemplo, uma pessoa com perda ou deficiência auditiva não tratada pode vir a passar por algum constrangimento por não entender ou não ouvir direito algo que foi dito.
- Aumente a segurança. Um aparelho auditivo adaptado à deficiência e perda auditiva do paciente permite que a pessoa ouça e tome consciência de um possível perigo.
- Encontre confiança. A deficiência e a perda auditiva levam à forte diminuição da confiança. Com o uso de um aparelho, ela é restabelecida.

Os aparelhos auditivos são muito simples de utilizar. São modernos, inovadores e permitem recuperar grande parte de sua qualidade de vida.

REABILITAÇÃO AUDITIVA NA SURDEZ DE CAUSA CONDUTIVA

CAPÍTULO 2

Fayez Bahmad Jr.

Ouvir bem é fundamental para o adequado desenvolvimento da comunicação humana na infância. Privações sensoriais, em especial a auditiva, podem impactar na comunicação e no desenvolvimento de linguagem, na alfabetização (leitura e escrita) da criança e no desempenho acadêmico, assim como em seu desenvolvimento emocional e social.

Os primeiros anos da criança são críticos para o desenvolvimento da linguagem. Nos adultos, a perda auditiva neurossensorial corresponde ao tipo mais prevalente de perda auditiva, na infância, a perda auditiva condutiva abrange a 90 a 95% dos casos, sendo a otite média com efusão (OME) sua principal etiologia.

O prejuízo causado pela OME no desenvolvimento da fala e na linguagem ainda é questionável, provavelmente, por sua característica autolimitada e flutuante, geralmente de leve intensidade, podendo afetar uma ou ambas as orelhas e ser de diagnóstico e tratamento mais fáceis. No entanto, perdas auditivas condutivas congênitas, permanentes e de grau moderado a severo podem causar déficits importantes no desenvolvimento da comunicação e rendimento escolar, especialmente, nos casos bilaterais e que não tenham sido tratados de modo adequado.

CAUSAS MAIS COMUNS DE PERDA AUDITIVA CONDUTIVA ADQUIRIDA
Otite Média com Efusão
É a principal etiologia de perda auditiva condutiva na infância sendo caracterizada pela presença de secreção na orelha média sem os sinais e sintomas de infecção aguda que caracterizam a otite média aguda como dor e febre. Acontece, usualmente, após infecção de vias aéreas superiores ou como consequência de otite média aguda, sendo, na maioria dos casos, autolimitada.

A OME é muito frequente em crianças e ocorre, principalmente, nos cinco primeiros anos de vida. Acredita-se que quase toda criança desenvolverá ao menos um episódio de OME durante a infância. Alguns pacientes possuem maior predisposição para o desenvolvimento de OME como crianças com síndrome de Down ou fenda palatina. Outros fatores de risco incluem sexo masculino, imunodeficiência, discinesia ciliar, uso de mamadeiras e chupetas, casas com fumantes e *day care*.

A decisão terapêutica pela timpanotomia para tubo de ventilação depende de múltiplos fatores como falha terapêutica, nível de desenvolvimento de fala e linguagem da criança, presença de anormalidades craniofaciais, infecções de repetições e presença dos fatores de risco citados anteriormente.

Otite Média Crônica

A otite média crônica (OMC) é definida pela presença de perfuração de membrana timpânica, com ou sem colesteatoma, com duração superior a 3 meses.

A idade ideal para a correção cirúrgica ainda é questionável. Fatores associados ao sucesso cirúrgico incluem *status* da orelha contralateral, função da tuba auditiva, estado de saúde geral da criança e tamanho/local da perfuração.

COLESTEATOMA

Consiste na proliferação de tecido epitelial estratificado escamoso na orelha média, podendo ser de origem congênita ou adquirida. Associa-se à perda auditiva condutiva em decorrência do efeito de massa ou pela erosão da cadeia ossicular.

O colesteatoma adquirido primário inicia-se com retração da membrana timpânica geralmente como consequência de disfunção da tuba auditiva. A retração inicial forma uma bolsa envolvida por tecido epitelial estratificado escamoso preenchido por queratina. O colesteatoma pode, também, formar-se através da migração epitelial por uma perfuração prévia da membrana timpânica, caracterizando o colesteatoma adquirido secundário.

Já o colesteatoma congênito é visto com uma massa perolácea no quadrante anterossuperior através de uma membrana timpânica intacta sendo originado, provavelmente, de restos epiteliais durante o desenvolvimento da orelha média. Os casos congênitos são raros, representando cerca de 4% dos colesteatomas pediátricos.

O tratamento do colesteatoma é cirúrgico, sendo os casos mais invasivos e agressivos observados na população pediátrica. O objetivo primário do tratamento é cirurgia para remoção total da doença a fim de evitar recorrência e o secundário consiste na reabilitação auditiva através de reconstrução de cadeia ossicular, amplificação sonora individual ou próteses osteointegradas.

CAUSAS CONGÊNITAS DE PERDA AUDITIVA CONDUTIVA

Anomalias congênitas como causadoras de perda auditiva condutiva em crianças podem ser classificadas em causas *major* como a atresia aural e *minor* caracterizadas por deformidade ou fixação da cadeia ossicular como anquilose de estribo, artéria estapediana persistente, fixação do martelo e ausência de janela oval com perda auditiva variando de leve a severa.

Atresia Aural

A prevalência de atresia aural é estimada em um caso a cada 10.000 a 20.000 crianças, sendo associada à perda auditiva condutiva moderada a severa com limiares ósseos, geralmente, normais. Cerca de 70% dos casos de atresia aural são unilaterais.

O diagnóstico, no geral, é precoce pela presença de alterações na ectoscopia com microtia concomitante em grande parte dos casos. No entanto, a atresia aural pode ocorrer na ausência de microtia e, por isso, a otoscopia com cuidadosa avaliação do conduto auditivo externo constitui ponto fundamental ao diagnóstico. Síndromes associadas à microtia incluem microssomia hemifacial, síndrome de Goldenhar e de Treacher Collins. Sempre é importante a busca por outras malformações associadas, nestes pacientes, como craniofaciais e renais.

A necessidade de reabilitação auditiva nos casos unilaterais ainda é controversa, sendo necessário o acompanhamento audiológico e fonoterápico rotineiro destas crianças. A decisão pela reabilitação auditiva com utilização de próteses osteointegradas geralmente é uma decisão conjunta com a família naquelas crianças que apresentarem atraso na aquisição de fala e linguagem ou dificuldades escolares.

Nos casos bilaterais, é consenso a utilização de próteses osteointegradas para garantir o bom desenvolvimento de linguagem das crianças.

Outras estratégias importantes a serem lembradas incluem o assento preferencial em sala de aula para essas crianças, plano de educação individualizado e o uso de sistema FM.

As cirurgias para correção de atresia aural são tecnicamente difíceis com resultados auditivos variáveis em longo prazo e com complicações frequentes como estenose meatal, perda dos ganhos auditivos iniciais, otorreia crônica e risco de lesão ao nervo facial.

RESUMO

A perda auditiva condutiva secundária à OME/disfunção tubária consiste na causa mais prevalente de perda auditiva na infância.

Amplificação sonora convencional, tecnologias envolvendo próteses osteointegradas ou cirurgias de orelha média são efetivas na reabilitação da perda auditiva condutiva na infância. Assim como não podemos nos esquecer da importância de medidas como: assentos preferenciais na sala de aula, planos de educação individualizados, sistemas FM e fonoterapia que devem, sempre, ser lembrados para estes pacientes.

A escolha da melhor terapêutica para cada criança deve ser uma decisão conjunta com a família com a prévia exposição de riscos e benefícios de cada procedimento.

LABIRINTITE E PERDA AUDITIVA

Ariane Figueiredo dos Santos Gonçalves

Labirintite é um termo impróprio, mas comumente usado para denominar uma doença que pode comprometer tanto a audição quanto o equilíbrio da pessoa.

Ela também é conhecida como otite interna e é causada por uma infecção que atinge a audição e as principais funções do labirinto e suas estruturas, que são responsáveis pela audição (cóclea) e pelo equilíbrio do corpo (vestíbulo).

Tem uma ligação direta com problemas auditivos como é o caso do zumbido no ouvido. Pode, nos casos mais complexos, levar à perda auditiva temporária, que dura até que a inflamação seja completamente tratada.

A labirintite manifesta-se comumente antes ou após os 40-50 anos e isso acontece por causa das alterações metabólicas do organismo.

O principal sintoma da labirintite é a tontura/vertigem, mas esse é apenas um dos mais comuns. Outros sinais também podem ser identificados como:

- *Vertigem, tontura e desequilíbrio:* a pessoa sente que tudo está rodando e existe uma dificuldade de se manter de pé. Não é comum que a labirintite cause desmaios, mas a recomendação é evitar deitar quando a tontura for excessiva.
- *Audição diminuída:* a audição diminuída pode ocorrer de forma mais grave ou mais suave, dependendo de cada caso.
- *Perda da audição:* a perda de audição pode ser de leve a aguda.
- *Alterações gastrointestinais:* da mesma forma que as náuseas, é possível ter prisão de ventre e outros desconfortos intestinais.
- *Zumbidos no ouvido:* é um ruído que é originado no ouvido ou na cabeça e raramente apresenta risco à saúde. Produz extremo desconforto de difícil caracterização e tratamento.
- *Náuseas e vômitos:* as náuseas e os vômitos são os sintomas mais comuns (depois da tontura) e, para aliviá-los, é importante consultar o médico para prescrever a medicação correta.
- *Sudorese:* o excesso de suor se dá em decorrência de outros sintomas que, unidos, aumentam o mal-estar.

A fase mais aguda da doença pode surgir de repente, sem nenhum tipo de sintoma inicial. Pode durar minutos e até dias, o que varia com a intensidade da crise.

Quando a labirintite é desencadeada por gripe ou resfriado, os sintomas tendem a demorar mais para surgir, cerca de 1 ou 2 semanas, normalmente.

Quando a labirintite é totalmente causada pela inflamação do labirinto, é comum ocorrer perda auditiva – neste caso conhecida como perda auditiva neurossensorial.

Quando ela ataca somente o ramo do nervo auditivo, pode caracterizar uma neurite vestibular, onde os sintomas são apenas tonturas e não há nenhum tipo de perda ou diminuição auditiva, já que o ramo coclear fica intacto nestes casos.

A perda auditiva neurossensorial acontece quando existe uma falha do nervo auditivo. Neste caso, mesmo que as ondas ou vibrações sonoras possam chegar ao ouvido interno, elas não são transformadas em impulsos elétricos para o cérebro, ou seja, não acontece som. Esse tipo de situação pode acontecer por diversos fatores, sendo a labirintite uma grande causa dessa perda auditiva, mas o contato com ruídos muito altos, efeitos colaterais de algumas medicações e alguns tipos de infecções virais também podem favorecer a perda neurossensorial.

O labirinto é responsável por informar ao cérebro o deslocamento do corpo. Quando as informações não são corretas entre o labirinto, visão e outras partes do corpo, como ligamentos e músculos, o resultado é a tontura, onde aparece a sensação de desequilíbrio, escurecimento da visão, entre outros.

A grande relação entre o sistema do equilíbrio do corpo com a audição são as funções do sistema nervoso central. Muitas pessoas que apresentam problemas de equilíbrio tendem a apresentar, também, sintoma como zumbidos no ouvido, dificuldade para compreender a fala de outras pessoas, diminuição da audição e até mesmo desconforto ao ouvir sons mais intensos.

É importante ressaltar que saber a causa pode auxiliar no tratamento. Desta forma, procure um médico especialista para que ele faça o diagnóstico correto.

As causas podem incluir também:

- Infecções virais como resfriados, sarampo, gripe e febre irregular.
- Crises alérgicas agudas.
- Doenças como colesterol alto, pressão alta e diabetes.
- Tumor cerebral e algumas doenças neurológicas.
- Disfunção da articulação temporomandibular (ATM).
- Excesso de cigarro e bebidas alcoólicas.
- Excesso de ansiedade e estresse excessivo.

Quando acontece a labirintite, as áreas do ouvido interno ficam inflamadas e irritadas, fazendo com que o vestíbulo envie sinais incorretos ao cérebro como se o corpo estivesse se movimentando normalmente.

No entanto, outros sentidos, como a visão, não detectam o movimento, causando uma desordem entre os sinais obtidos pelo cérebro, o que causa o problema.

Diversos fatores podem ser considerados de risco e aumentam as chances de uma pessoa desenvolver labirintite. Como:

- Idade, já que ela afeta mais as pessoas acima dos 40 ou 50 anos.
- Má alimentação, com excesso de gordura, por exemplo.
- Altas taxas de ácido úrico.
- Tabagismo.
- Otite.
- Açúcar em excesso.
- Hipoglicemia e diabetes.
- Uso de medicamentos em excesso, como anti-inflamatórios e alguns tipos de antibióticos.

O diagnóstico da labirintite é feito a partir de um exame clínico específico, onde o médico verifica a existência de infecções no ouvido e possível perda de audição.

Tal profissional faz também testes para verificar se o paciente está com algum tipo de tontura ou vertigem. Muitas vezes um exame no ouvido não é suficiente para detectar o problema.

Por isso são realizados exames físicos e neurológicos também. Além disso, o médico também pode examinar os olhos e solicitar exames, como ressonância magnética e tomografia, para garantir um diagnóstico mais preciso.

A labirintite emocional é mais comum do que se imagina. Os sintomas são basicamente os mesmos, porém, a pessoa também pode apresentar depressão, ansiedade e alguns transtornos mentais.

Ela também pode ter uma ligação direta a traumas e crises passadas, como problemas na infância ou perda do emprego.

Normalmente o tratamento da labirintite costuma ser dividido em três etapas, sendo elas:

- *Tratamento dos sintomas:* depois que é feita a avaliação médica para averiguar a tontura, o diagnóstico é realizado e o tratamento é iniciado. O tempo de uso da medicação vai depender da sensibilidade e do grau da labirintite de cada paciente.
- *Tratamento da causa:* é a investigação do que ocasionou o problema. Como citado, são diversos fatores que podem influenciar. São analisados todos os fatores de risco: infecciosos, reumáticos, metabólicos, e até anatômicos. Pode ser necessário realizar, também, exames de audição.
- *Reabilitação do labirinto:* a reabilitação é o tratamento fisioterápico da vertigem, que pode ser feito com ou sem uso de medicação. Tudo depende da causa da labirintite.

Antigamente acreditava-se que a labirintite não tinha cura. Com o passar do tempo a ciência descobriu que não é bem assim.

Cada caso deve ser analisado separadamente, mas existem algumas atividades que podem melhorar e facilitar o convívio de quem tem crises frequentes. Como:

- Deitar e descansar quando os sintomas se manifestarem.
- Retornar às suas atividades gradualmente, sem muito esforço.
- Evitar mudanças de posição repentinas, como levantar ou abaixar de uma vez.
- Não tentar ler quando os sintomas surgirem, nem forçar as vistas.
- Evitar excesso de luz.
- Aumentar o consumo de ômega 3, que está presente em alimentos como peixes, castanhas e linhaça; eles podem diminuir as crises assim como manter uma alimentação saudável.
- Evitar locais com muito barulho.
- A prevenção é sempre a melhor opção para lidar com a doença, desta forma você deve:
- Consultar regularmente um médico para manter controlados os níveis de colesterol, glicemia, pressão arterial etc.
- É importante evitar o consumo excessivo de sal, chocolate, café e outros alimentos estimulantes.
- Tratar e previnir distúrbios metabólicos e hormonais.

Ao notar qualquer alteração e/ou dor nos ouvidos, busque imediatamente o otorrinolaringologista.

A fisioterapia pode ser usada, em alguns casos, para auxiliar no tratamento da labirintite, já que pode auxiliar nos movimentos e ajudar o paciente a estimular o equilíbrio.

Quando a pessoa está com crises é indicado não dirigir, evitar excesso de medicações, manter alimentação saudável e beber bastante líquido.

Evitar situações estressantes é primordial, pois pode agravar o quadro.

O cigarro e o álcool tendem a aumentar a crise de labirintite, por isso é indispensável evitá-los.

É importante respeitar a medicação indicada pelo médico. Mesmo que os sintomas cessem, só se deve parar de tomar após o período indicado.

ZUMBIDO

CAPÍTULO 4

Ariane Figueiredo dos Santos Gonçalves

Além do nome mais conhecido, que é o zumbido no ouvido, existem outros nomes como acúfeno, tinido ou *tinnitus*.

Independente da nomenclatura, o zumbido no ouvido é um grande problema auditivo que, muitas vezes, está associado à perda auditiva. Por isso, saber identificar a causa no início é primordial.

Como o próprio nome já diz, o zumbido no ouvido é um som notado nos ouvidos mesmo com a ausência de estímulos sonoros no ambiente. O que quer dizer que é observada uma percepção sonora mesmo sem uma fonte de som de meios externos.

Ele sozinho não é uma doença, mas um sintoma isolado de alguma condição anormal da audição, que pode ou não ser grave.

Segundo uma pesquisa feita pela American Public Health Association (APHA), milhares de pessoas em todo o mundo sofrem com o problema do zumbido no ouvido.

A pesquisa revelou, também, que pode ser considerado o terceiro sintoma mais incômodo para o ser humano.

No Brasil, estima-se que aproximadamente 28 milhões de pessoas sofrem com algum grau de zumbido no ouvido, sendo ele relacionado com a perda auditiva ou não.

ZUMBIDO UNILATERAL

Diferente do que a maioria das pessoas imagina, o zumbido no ouvido pode atingir um ou os dois ouvidos.

Quando acontece de maneira unilateral, é mais comum que ocorra por fatores externos, como a exposição frequente a sons altos.

ZUMBIDO BILATERAL

Já o zumbido no ouvido bilateral costuma ocorrer em decorrência de doenças, alterações hormonais, perda de audição e maus hábitos, como os alimentares ou uso constante de cigarro e bebidas alcoólicas.

Como já explicado nos tipos de zumbido, as causas podem ser diversas e incluímos os fatores internos e externos.

Dito isso, é possível avaliar as causas.

CAUSAS EXTERNAS

Dentre as causas externas é possível encontrar:

- Hábitos ruins como o uso do cigarro e de bebidas alcoólicas (constantemente e em excesso).
- Uso de alguns tipos de medicamentos, como antibióticos e diuréticos, por exemplo.
- Alimentação fraca ou com alguns excessos como doces ou café.
- Períodos prolongados de jejum.

CAUSAS RELACIONADAS COM PROBLEMAS DE SAÚDE

Além das causas externas e originadas no sistema auditivo, alguns problemas de saúde, de modo geral, podem ocasionar o zumbido, como é o caso de:

- Distúrbios na articulação temporomandibular.
- Acúmulo do colesterol.
- Alterações odontológicas.
- Alterações no metabolismo.
- Alterações hormonais.
- Problemas na circulação.
- Distúrbios psiquiátricos, como é o caso de ansiedade e depressão.
- Hipertensão arterial.
- Problemas cardiovasculares, como arritmia cardíaca.
- Malformação de alguns vasos da cabeça e/ou pescoço.

CAUSAS RELACIONADAS COM PROBLEMAS NO SISTEMA AUDITIVO

Dentre as causas relacionadas com o sistema auditivo estão:

- Perda auditiva com relação à idade.
- Perda auditiva relacionada com outros fatores.
- Bloqueio da audição por conta de excesso de cera de ouvido.
- Ossículos da audição alterados.
- Neurinoma do acústico, que é um tipo de tumor raro que acomete o nervo auditivo.
- Labirintite.
- Doença de Ménière.

Normalmente o zumbido acontece quando o ouvido passa a enviar alguns impulsos sem que exista uma fonte sonora que os envie. Por acontecer constantemente, é um problema que pode afetar vários fatores, como é o caso do sono, da concentração e até mesmo do equilíbrio emocional.

É válido ressaltar que, nestes casos, além de procurar um médico responsável pela saúde auditiva, é fundamental buscar outros especialistas para tratar o problema.

Os sintomas mais comuns são:

- Som de apito, que pode ou não ser constante.
- Chiado constante.
- Sensação de ouvido tapado, que pode durar de minutos a dias.
- Barulho constante, como o de uma cachoeira ou cigarra.
- Alguns sons que podem mudar a intensidade e o volume, de acordo com o grau do zumbido.

Existem outros sintomas que podem variar de pessoa para pessoa.

Nestes casos, busque um médico especialista para realizar exames específicos e descobrir se o problema é ou não zumbido no ouvido.

Mesmo que não se trate de um problema grave, é indispensável buscar acompanhamento médico em vista que pode ser o sintoma de algum problema auditivo maior.

Ao notar os incômodos do zumbido auditivo, é importante, durante a consulta, relatar ao médico todos os sintomas a fim de buscar o melhor tratamento.

É comum que o médico investigue toda a vida do paciente para descobrir o que pode ter causado o zumbido no ouvido, como os antecedentes e outros problemas, como doenças concomitantes, cirurgias, dores de cabeça, entre outros.

Para diagnosticar o problema, o médico pode solicitar exames como imitanciometria e audiometria. Em alguns casos, outros exames podem ser solicitados para identificar outros fatores, como a sensibilidade a sons, por exemplo.

Também são solicitados exames de sangue e exames de imagem, como a tomografia, como parte complementar da avaliação do problema.

É extremamente natural que os pacientes que possuem o zumbido relatem diversos tipos de dificuldades, como ficar em silêncio em decorrência do grande incômodo. Por isso, o tratamento pode proporcionar alívio e conforto ao portador.

Além do mais, o barulho constante pode ocasionar problemas diversos, incluindo transtornos psicológicos. O tratamento pode ser feito com o uso de medicamentos prescritos por um profissional. Automedicação pode piorar o problema.

Existe uma terapia de adaptação ao zumbido no ouvido. Desenvolvida nos anos 1990, ela é conhecida por TRT – *Tinnitus Retraining Therapy*, que serve para auxiliar o paciente a conviver com o problema a ponto de não notá-lo e, assim, diminuir os incômodos. O objetivo principal da técnica é desviar a atenção do cérebro que está voltada para o zumbido. É um processo que auxilia na qualidade de vida e diminui o risco de transtornos psicológicos em decorrência de chiado incômodo e constante.

Como você já viu ao longo deste capítulo, o zumbido no ouvido tem uma ligação direta com os problemas psicológicos.

Isso acontece já que é difícil para o usuário conviver com o problema constantemente.

Existem algumas pessoas que se isolam e que deixam de frequentar lugares cheios em virtude do incômodo gerado pelo zumbido, aumentando o risco do desenvolvimento da depressão.

Além da depressão, a insônia e a irritabilidade constante podem surgir em virtude de zumbido.

Nos casos dos problemas psicológicos, é fundamental que, além do tratamento para cuidar do zumbido, que a pessoa busque um profissional para saber como lidar com o transtorno.

O zumbido no ouvido não é uma doença específica, mas um sintoma de algum problema auditivo. Muitas vezes, é ignorado pelo portador do problema, o que pode agravar a situação e dificultar o tratamento.

Dentre as situações que podem ocasionar o zumbido no ouvido, está a perda auditiva. Muitas vezes o zumbido é um primeiro sinal de que algo está errado com a audição.

Quando o zumbido tem relação direta com a perda auditiva, exames específicos podem facilitar o reconhecimento. O tratamento indicado é particular para cada caso, que varia de acordo com o grau dos sintomas e tempo do problema.

Além do mais, outros problemas de saúde e problemas ligados diretamente à saúde auditiva têm o zumbido como sintoma. Desta forma, é inevitável adiar o tratamento. Descobrir no início facilita a identificação.

O zumbido pode ter relação com a perda auditiva temporária e também com a perda auditiva permanente.

Nos casos relacionados com perda auditiva temporária, o tratamento pode ser feito com medicação. Esses casos podem acontecer devido à exposição a barulhos muito altos, doenças, entre outros.

Já a perda auditiva permanente é mais grave e, para facilitar o convívio com o problema é necessária uma série de exames e, em alguns casos, o uso do aparelho auditivo ou de cirurgias.

Assim como outros problemas de saúde, existem hábitos que podem ser modificados, diminuindo o risco do desenvolvimento do problema.

Dentre as mudanças nos hábitos, estão as mudanças na alimentação, uma vez que todos os alimentos ingeridos podem influenciar de forma positiva ou negativa na saúde de modo geral.

Sendo assim, é indispensável evitar

- Alimentos com excesso de sal.
- Açúcar e doces em excesso.
- Intensificadores de sabores, como alguns temperos industrializados.
- Gordura e frituras em excesso.

E o que é importante consumir?

- Abundância de frutas e vegetais.
- Grãos, como feijão e nozes.
- Muita água, água de coco e sucos naturais.

As mudanças no comportamento também são fundamentais, uma vez que elas dificultam não só o surgimento do zumbido, mas como o de outros problemas.

- Praticar atividades físicas.
- Ter o sono regular e dormir no mínimo 8 horas por dia.
- Evitar exposição a barulhos muito altos.
- Realizar exames de rotina.
- Buscar um médico sempre que notar alguma mudança na audição.

Por ser uma situação extremamente incômoda e perturbadora, existem diversas pessoas que recorrem a métodos e tratamentos caseiros para evitar o problema.

Além de não resolver a situação, alguns desses procedimentos podem comprometer a saúde auditiva de modo geral.

- Evite inserir objetos no ouvido, como hastes flexíveis, a fim de diminuir o incômodo. Esses objetos podem perfurar o tímpano e causar infecções e doenças.
- Evite procedimentos caseiros, chás e receitas da internet. A melhor forma de resolver o zumbido no ouvido é buscando tratamento médico especializado.

Diminuir as dúvidas sobre o problema pode facilitar o reconhecimento e o tratamento do zumbido. Abaixo listaremos e responderemos às perguntas mais frequentes em nosso consultório.

- **Existe uma Faixa Etária mais Comum para o Desenvolvimento do Zumbido?**
Ele surge com mais frequência em pessoas idosas, mas por conta das diversas causas relacionadas, pode acontecer em adultos e crianças também.

- **Ao Desconfiar do Zumbido no Ouvido, qual o Primeiro Passo?**
Se notar qualquer sintoma do zumbido no ouvido, o primeiro procedimento é buscar o médico. Evite qualquer tratamento caseiro. Só o médico pode informar o que deve ser feito na sua situação.

- **Zumbido no Ouvido pode Causar Perda Auditiva?**
O zumbido é um sintoma da perda auditiva, não a causa dela.

    O zumbido no ouvido, por menos incômodo que seja, pode ser o sintoma de um problema auditivo grave. Ou seja, nunca deixe de buscar o médico ao notar alguma mudança na audição.

    Cuidar da saúde auditiva é tão importante quanto cuidar do corpo como um todo.

DIREITOS DOS DEFICIENTES AUDITIVOS

Paulo Sugai

Sou surdo profundo bilateral neurossensorial e usuário de implante coclear no ouvido esquerdo e de aparelho auditivo no ouvido direito, tendo sido a surdez originada de rubéola congênita. Sou, também, oralizado e sempre tive uma convivência intensa com os ouvintes – principalmente por ter estudado em instituições educacionais comuns em todos os níveis de ensino (básico e superior). Entretanto, recentemente, tenho desenvolvido uma grande identificação e sensação de pertencimento ao conhecer novas pessoas com a mesma deficiência, independente do uso da Língua Brasileira de Sinais (Libras) ou da Língua Portuguesa como primeira ou segunda língua.

Atualmente trabalho como advogado e possuo um escritório especializado em causas que envolvam direitos das pessoas com deficiência, além de outros ramos inerentes à profissão. Recebo muitos relatos e desabafos de pessoas surdas, muitas vezes relacionados com a ausência de empatia e inclusão por parte da sociedade, especialmente em se tratando de educação, saúde e do mercado de trabalho.

Inclusive, é possível notar, sem visível esforço, que boa parte da população com deficiência – independente de sua estratificação social – não se encontra inteirada de seus direitos. Acredito eu, de acordo com interações e experiências pessoais, que essa situação se deve, principalmente, à complexidade do cipoal jurídico brasileiro, onde é comum que haja sobreposição de normas, que o linguajar jurídico seja um fator impeditivo de compreensão aos leigos e que ocorram alterações frequentes na legislação.

Recentemente houve a promulgação da Lei Brasileira de Inclusão (Lei nº 13146/2015), resultado de considerações emitidas pelo Poder Público acerca das vulnerabilidades a que as pessoas com deficiência se encontram submetidas. Nela, foram inseridas normas que visam a protegê-las de discriminação e violência em diversos cenários, de modo que toda a sociedade brasileira encontra-se incumbida de promover as acessibilidades exigidas e a proteção coletiva dos direitos previstos na referida Lei.

Porém, mesmo com a publicação de legislação própria, ainda há muito que fazer: para que os surdos, tema desta publicação, tenham sua efetiva inclusão, a conscientização da população é mais do que necessária. Nesse sentido, importante se faz também a participação do Poder Público com políticas e iniciativas de inclusão, devendo estas ser pautadas na diversidade que existe dentro da surdez, respeitando- se sempre as necessidades de cada grupo.

Quanto à situação linguística, temos os seguintes grupos:

A) Surdos sinalizados são os que possuem a Língua Brasileira de Sinais (Libras) como a primeira língua e se comunicam exclusivamente através dela;

B) Surdos oralizados são os que se valem da Língua Portuguesa como primeira língua e se comunicam por meio da fala oral e da leitura labial/orofacial e
C) Surdos bilíngues são os que dominam ambas as línguas e transitam com facilidade entre elas.

Adicionalmente, a diversidade surda também existe em relação às tecnologias utilizadas:

A) Surdos usuários de Aparelhos de Amplificação Sonora Individual (AASI) são os que se valem dessa tecnologia, conhecida popularmente como aparelho auditivo;
B) Surdos implantados são os que utilizam o implante coclear, um dispositivo médico-eletrônico para pacientes que possuam perda auditiva de grau severo a profundo, funcionando por meio da transformação de sons em estímulos enviados diretamente ao nervo auditivo, substituindo – parcialmente – as células danificadas da cóclea e
C) Surdos usuários de próteses de condução óssea são aqueles que se utilizam da condução óssea do som por meio de próteses auditivas cirurgicamente implantadas nos casos de agenesia de ouvido, otite externa, otite crônica etc.

Como mais uma prova da diversificação dentro desse grupo específico de pessoas com deficiência, também temos as causas abaixo elencadas:

A) Surdez congênita ocorre quando a criança nasce com algum nível de perda auditiva derivada de inúmeros fatores – podendo ser genética, uso de medicamentos durante a gravidez, contaminação por doenças externas, condições em que se encontra a criança submetida durante o parto;
B) Surdez decorrente de envelhecimento é uma das causas mais conhecidas atualmente, principalmente pela deterioração das células ciliadas;
C) Surdez originada por exposição frequente a ruídos intensos é outra situação que pode ocorrer;
D) Surdez provocada por perfurações acidentais do tímpano, uma membrana fina e responsável pela vibração e identificação das ondas sonoras;
E) Surdez atrelada ao uso de medicamentos como salicilatos, diuréticos e antibióticos, especialmente durante a infância. É muito comum você encontrar surdos que tiveram que tomar antibióticos para combater a meningite, e
F) Surdez causada por patologias infecciosas (bacterianas, virais ou fúngicas).

Apenas pela leitura do exposto acima é possível concluir que não é recomendável aduzir simplesmente que as pessoas surdas fazem parte de um grupo inteiramente homogêneo: cada integrante possui necessidades específicas que precisam ser respeitadas dentro de um contexto maior, especialmente se levarmos em conta que é praticamente impossível que todos tenham as mesmas condições sociais, familiares e profissionais.

Adentrando no tema jurídico pertinente aos direitos da pessoa surda, é importante fazer uma observação básica: aqui não se busca diferenciar surdos e pessoas com deficiência auditiva, nem partir para uma criteriosa análise etimológica ou cultural.

Para o usufruto dos direitos elencados na legislação brasileira, deve-se observar a existência do grupo como um todo, excetuando-se situações específicas como a educação, onde há proposições legislativas legítimas sobre educação bilíngue, por exemplo.

A regra a ser observada é regulada pelo princípio constitucional da isonomia ou igualdade. Nele, a Constituição veda qualquer distinção incongruente, de modo a limitar a atuação do legislador para que não haja uma aplicação desproporcional da lei. Não bastando, a Lei Brasileira de Inclusão, em seu art. 4º, determina que toda pessoa com deficiência tenha direito à igualdade de oportunidades e que não deverá sofrer qualquer espécie de discriminação.

Porém, toda regra possui exceção: no caso das pessoas com deficiência, é permitido que ocorra a chamada quebra da igualdade. Com ela, surgem tratamentos especiais que são devidos justamente em condição de sua deficiência, de modo que o tratamento jurídico específico (tendo como exemplo o atendimento preferencial, proteção do local de trabalho, a criação de escola especial, entre outros) é medida que se faz necessária.

Após as ponderações acima, elenco abaixo considerações sobre os temas de Direito mais levantados por pessoas surdas:

APOSENTADORIA ESPECIAL

Regulada pela Lei Complementar 142/2013, a aposentadoria especial é a aposentadoria da pessoa com deficiência segurada do Regime Geral de Previdência Social (RGPS), o famoso regime público de previdência social brasileiro, que inclui os trabalhadores da iniciativa privada e os contribuintes individuais.

É assegurada a concessão de aposentadoria às pessoas com deficiência nos seguintes moldes:

I) aos 25 (vinte e cinco) anos de tempo de contribuição, se homem, e 20 (vinte) anos, se mulher, no caso de segurado com deficiência grave;
II) aos 29 (vinte e nove) anos de tempo de contribuição, se homem, e 24 (vinte e quatro) anos, se mulher, no caso de segurado com deficiência moderada;
III) aos 33 (trinta e três) anos de tempo de contribuição, se homem, e 28 (vinte e oito) anos, se mulher, no caso de segurado com deficiência leve; ou
IV) aos 60 (sessenta) anos de idade, se homem, e 55 (cinquenta e cinco) anos de idade, se mulher, independentemente do grau de deficiência, desde que cumprido tempo mínimo de contribuição de 15 (quinze) anos e comprovada a existência de deficiência durante igual período.

É importante observar que a aposentadoria por idade reduzida e a aposentadoria por tempo de contribuição são duas modalidades diferentes: deve a pessoa surda observar qual delas se encaixa melhor à sua realidade fática. A aposentadoria por tempo de contribuição, diferentemente da por idade, considera outros fatores (inserção na sociedade, uso de tecnologias assistivas, estrutura familiar e social, entre outras) para então definir a gravidade da deficiência através da avaliação biopsicossocial prevista no art. 2º, § 2º da Lei Brasileira de Inclusão.

Outra observação importante: a aposentadoria acima também não se confunde com a aposentadoria por invalidez, que é dada ao trabalhador que se encontra em situação permanentemente incapaz e que não consiga ser reabilitado em outra profissão.

Essa situação se manteve inalterada mesmo com o advento da Reforma da Previdência, onde as idades e o tempo mínimo de contribuição permaneceram os mesmos.

ISENÇÃO DO IMPOSTO SOBRE PROPRIEDADE DE VEÍCULOS AUTOMOTORES (IPVA)

Em apertada síntese, o IPVA é um imposto de competência estadual e distrital (art. 155, III, da Constituição Federal). Para que se opere a sua incidência, basta que a pessoa possua a propriedade de veículo automotor (carro, moto, ônibus ou caminhão), onde os Estados e o Distrito Federal são os entes públicos que recolhem o referido imposto, definem sua base de cálculo e as alíquotas incidentes.

Lembrem-se, principalmente, de que isenção não é a mesma coisa que imunidade. Esta é um instituto tributário utilizado para afastar a incidência de tributos sobre determinadas pessoas ou itens e, aquela, um benefício meramente legal concedido pelo, legislador, de modo que o contribuinte se vê liberado de realizar o pagamento do tributo após a ocorrência do fato gerador.

No entanto, muitos acreditam que não existe isenção do IPVA para condutores surdos, o que não é verdade. Embora em boa parte do Brasil realmente não haja concessão da isenção pelos governos estaduais, alguns Estados oferecem esse benefício a quem convive com a surdez. São eles: Amazonas, que concede abatimento de 50%, de acordo com o art. 100, *caput*, da Lei Estadual nº 241/2015; Espírito Santo, através da Lei Estadual nº 6.999/2001 (art. 6º) e, por fim, Mato Grosso, com o art. 7º, III, da Lei nº 7.301/2000.

Em outros Estados, como São Paulo e Goiás, existem Projetos de Lei tramitando em suas respectivas Assembleias Legislativas.

A solicitação da isenção deve ser feita junto à Secretaria de Fazenda de seu Estado ou do Distrito Federal, onde podem ser obtidas as informações referentes aos procedimentos administrativos adotados pelo Poder Público local.

BENEFÍCIO DE PRESTAÇÃO CONTINUADA (BPC)

O BPC é um benefício da assistência social, integrante do Sistema Único de Assistência Social (SUAS), pago pelo governo federal e assegurado por lei. Sua regulamentação se dá pelas Leis nº 8.742/1993 (a famosa Lei Orgânica da Assistência Social – LOAS), nº 12.435/2011, nº 12.470/2011 e pelos Decretos de nos 6.214/2007, 6.564/2008 e 7.617/2001.

A ele têm direito os idosos, com idade de 65 (sessenta e cinco) anos ou mais, e pessoas com deficiência, de qualquer idade, com impedimentos em longo prazo (de, no mínimo, 2 anos), de natureza física, mental, intelectual ou sensorial, que comprove não possuir meios de garantir o próprio sustento, nem tê-lo provido por sua família. Essa comprovação dar-se-á através de perícia médica ou social do Instituto Nacional do Seguro Social (INSS), até que a avaliação biopsicossocial prevista no art. 2º, § 2º, da Lei Brasileira de Inclusão venha a ser regulamentada.

Para que se receba o auxílio mensal no valor de um salário mínimo, é necessário que a renda mensal bruta familiar *per capita* seja inferior a ¼ (um quarto) do salário mínimo vigente. Como assim?

Renda familiar por pessoa é a soma total da renda de toda a família, dividida pelo número de membros que fazem parte do núcleo familiar, vivendo na mesma casa. A conta é feita pela soma dos ganhos de todas elas e, depois, pela divisão do resultado pelo número de pessoas que convivem na residência.

É importante lembrar que, por se tratar de um benefício de natureza unicamente assistencial, o BPC não exige que você tenha contribuído anteriormente para o INSS. Porém, ele não paga 13º e não deixa pensão por morte caso o beneficiário tenha falecido.

Hoje a solicitação pode ser feita de forma *on-line*, junto ao INSS. Não há necessidade de comparecimento presencial nas unidades da autarquia federal, a não ser para eventual comprovação. Primeiramente, o requisitante deve possuir o Cadastro Único atualizado – uma vez que o pagamento do BPC só é garantido se as pessoas atenderem às exigências legais: não é um direito vitalício e pode deixar de ser pago a qualquer momento. Por este motivo, suas informações devem estar sempre atualizadas.

A pessoa com deficiência contratada na condição de menor aprendiz poderá acumular o BPC/LOAS e a remuneração de seu contrato. O benefício será somente suspenso após o período de 2 anos de recebimento concomitante da remuneração e do benefício.

A pessoa com deficiência que conseguir um novo trabalho ou retornar ao mercado de trabalho deverá informar ao INSS, para que o pagamento do benefício seja suspenso. É proibido cumular os dois rendimentos, sob o risco de persecução judicial por manutenção indevida.

O BPC também não pode ser acumulado com outro benefício no âmbito da Seguridade Social, como aposentadoria e pensão, além de outros regimes, inclusive seguro desemprego. A cumulação só é permitida nos casos de remuneração advinda de contrato de aprendizagem, pensões especiais de natureza indenizatória e benefícios de natureza médica.

Por último, cumpre-nos trazer à tona uma atualização importantíssima que sobreveio com a Lei nº 13.981/2020, que alterou a LOAS: a partir de 1º de janeiro de 2021, a renda familiar *per capita*, para fins de concessão do BPC, não será mais limitada a ¼ (um quarto) mas a ½ (metade) do salário mínimo vigente. Ou seja, até 31 de dezembro de 2020 prevalecerá o cálculo limitado a ¼ (um quarto), pelo que, a partir dessa data, modificar-se-á pela norma mais benéfica

SURDEZ UNILATERAL

Milhares de pessoas não se encontram resguardadas pela legislação brasileira destinada às pessoas com deficiência e vivem angustiadas: são os surdos unilaterais, que se encontram em um limbo jurídico considerável e que possuem perda auditiva em um dos ouvidos.

O conceito de pessoa com deficiência hoje é baseado no modelo social: a deficiência, por si só, não deve ser mais encarada somente pela ótica médica (ou seja, ela não se define apenas com termos médicos, com mera análise da doença ou da lesão no corpo do indivíduo), mas através da acessibilidade. O ambiente tem relação direta na liberdade da pessoa e barreiras devem ser analisadas no sentido de se constatar quais dificuldades determinada limitação sensorial, intelectual, física ou motora provoca à pessoa.

E os surdos unilaterais possuem dificuldades. No caso deles, a complexidade da definição deve ser realizada por meio de, como dito anteriormente, análise de barreiras e da realidade financeiro-fática. Isso é feito pela avaliação biopsicossocial, instituída pela Lei Brasileira de Inclusão e cuja regulamentação se aproxima.

A antiga redação do Decreto nº 3.298/1999 não trazia qualquer distinção taxativa entre surdez unilateral e surdez bilateral, de modo que ambas eram tratadas sob a mesma ótica e consideradas meras variações da surdez.

Isso mudou com o advento do Decreto nº 5.296/2004, que restringiu essa interpretação e, sob o art. 5º, I, § 1º, *b*, definiu que a surdez seria considerada como se somente se fosse bilateral. É esse Decreto que, atualmente, serve de âncora para o Poder Judiciário em decisões que envolvam o reconhecimento ou não de surdez unilateral para fins de usufruto de direitos e deveres destinados às pessoas com deficiência.

Em relação à aposentadoria e outros benefícios assistenciais e/ou previdenciários, os surdos unilaterais não têm sido considerados como membros da população com deficiência. Entretanto, pode ser que alguns casos consigam o reconhecimento judicial nessa seara, mas somente em decorrência de outras consequências relacionadas com a saúde.

O mesmo raciocínio se aplica à concessão do Passe Livre e demais gratuidades.

A questão em torno da surdez unilateral fica mais interessante em se tratando de concursos públicos. Alguns Estados possuem legislação específica ou até mesmo jurisprudências formadas que permitem o enquadramento da surdez unilateral para fins de preenchimentos de cotas. Como exemplo temos a Lei Estadual nº 16.769/2018, de São Paulo, que autorizou a inclusão do surdo unilateral como pessoa com deficiência em concursos.

Porém, deve-se ter em mente que esses normativos só valem para concursos que sejam destinados a cargos da esfera estadual ou municipal. Em se tratando do preenchimento de vagas federais, a surdez unilateral ainda não é aceita para fins de cumprimento das cotas estipuladas.

Há alguns casos que, por via judicial, obtiveram sucesso no reconhecimento da surdez unilateral para preenchimento de vagas. No entanto, considero esse um caminho temerário, pois pode incorrer, mesmo após o cargo ter sido ocupado, em perda da vaga à medida que a ação judicial evoluir de instância. Digo isso em razão da existência da Súmula 552, publicada pelo Superior Tribunal de Justiça, a máxima instância do País em matéria infraconstitucional:

Súmula 552. O portador de surdez unilateral não se qualifica como pessoa com deficiência para o fim de disputar as vagas reservadas em concursos públicos.

Como se vê, portanto, a situação jurídica do surdo unilateral nessa matéria não se encontra amplamente amparada.

No entanto, existe um Projeto de Lei que busca sanar essa situação jurídica de uma vez por todas: o de nº 1.361/2015. Dentre vários outros, este é o que possui sua tramitação em estado mais avançado, tendo sido aprovado na Câmara e enviado ao Senado, onde foram implementadas novas alterações. Hoje, a proposição legislativa encontra-se de volta à Câmara, para análise das alterações efetuadas pela Casa Revisora.

PERDA AUDITIVA NA POPULAÇÃO JOVEM

Ariane Figueiredo dos Santos Gonçalves

Engana-se quem pensa que apenas idosos devem ficar atentos aos sintomas da perda de audição. Preocupar-se com os sinais da perda auditiva em jovens e adolescentes é tão importante quanto, já que 25% das pessoas entre 18 e 44 anos apresentam problemas auditivos.

A perda auditiva, mesmo que em graus pequenos, costuma impactar diretamente o dia a dia de quem sofre com o problema. E, no contexto dos jovens e adultos, é possível identificar alguns sinais de alerta para a perda de audição, como:

- Receber reclamações de falta de atenção vindas de amigos, familiares e colegas de trabalho, por não atender quando chamam pelo seu nome, por exemplo;
- Diminuição da produtividade no trabalho e confusão de demandas/tarefas, por não entender direito as orientações;
- Não conseguir acompanhar reuniões de trabalho ou de projetos, por não assimilar corretamente o que está sendo dito nem conseguir manter o foco;
- Dificuldades para entender matérias ou acompanhar discussões em sala de aula;
- Maior cansaço físico e mental ao final do dia, por ter que se esforçar mais para compreender o que os outros falam e para perceber os sons, em geral;
- Maior dificuldade para ouvir e interagir em ambientes com muitas pessoas falando ao mesmo tempo, como bares, aniversários de amigos e familiares, restaurantes e *shows/festivais*;
- Começar a encontrar barreiras em momentos de lazer coletivo, como uma noite de filme com os amigos e encontros;
- Aumentar sempre o volume da televisão/computador/celular para assistir a filmes e séries ou para ouvir música (inclusive elevar acima do recomendado o volume dos fones de ouvido);
- Começar a evitar ambientes como teatros, cinemas e igrejas, por não conseguir acompanhar o evento;
- Dificuldades para falar ao telefone ou participar de uma reunião/encontro *on-line*;
- Acordar atrasado por não ouvir o som do despertador;
- Pedir frequentemente para que os outros repitam o que acabaram de falar;
- Ouvir constantemente dos outros que você está falando gritando ou muito alto, quando para você parece normal.

Por mais que muitos dos sinais pareçam simples e pouco alarmantes, eles podem indicar perda de audição em algum grau e devem ser levados a sério, principalmente se muitas dessas situações não aconteciam antes ou se é perceptível que a audição está diferente do que era.

Além desses sinais perceptíveis em situações do dia a dia, é importante, também, analisar alguns dos sintomas mais característicos da perda de audição, como zumbido no ouvido, momentos em que é possível ouvir, mas não se consegue distinguir as palavras e o isolamento social.

Caso identifique qualquer sinal ou sintoma da perda auditiva no seu dia a dia e/ou do seu filho(a), é fundamental que procure um otorrinolaringologista o quanto antes para que consiga um diagnóstico adequado do seu problema e inicie um tratamento, se confirmada a perda de audição.

DESAFIOS DA PERDA AUDITIVA E OS BENEFÍCIOS DO APARELHO AUDITIVO

Ariane Figueiredo dos Santos Gonçalves

Antes de te falar os principais benefícios do Aparelho Auditivo, quero que pense e reflita nas perguntas abaixo.

Você tem dificuldades para entender o que os outros falam e para manter uma conversa? Por acaso, você depende muito da leitura labial para se comunicar?

O volume da TV tem incomodado seus familiares? Ir a *shows*, teatro ou cinema perdeu um pouco a graça pra você?

E na vida profissional, você se sente desconfortável ao fazer uma reunião de trabalho ou quando precisa defender uma ideia entre os colegas?

Se você se identificou com essas questões, ouvir melhor está a um passo de você. Essas são apenas algumas das dificuldades que o aparelho auditivo vai te ajudar a solucionar.

BENEFÍCIOS DO APARELHO AUDITIVO
Traz a Capacidade de Ouvir de Volta

Por mais simples que pareça para outras pessoas, voltar a ouvir é algo muito importante para quem tem algum grau de perda de audição isso, às vezes, parece impossível.

Mas com o aparelho auditivo, acredite, isso é muito possível!

Quando os pacientes passam a usufruir do aparelho em seu dia a dia, fica ainda mais claro o quão ruim é ficar sem ouvir.

E é nas coisas simples que o grande benefício fica evidente: conseguir ouvir de novo pássaros cantando e outros sons da natureza, escutar quando alguém chama pelo seu nome, conseguir acompanhar a missa ou qualquer outra celebração, conseguir conversar em ambientes barulhentos, como em restaurantes. Tudo isso em razão do bom funcionamento do aparelho auditivo.

Mais Conforto no Dia a Dia

A evolução da tecnologia permitiu que os aparelhos auditivos ficassem ainda mais modernos e ideais para o contexto de cada paciente.

Hoje é possível encontrar modelos pequenos, discretos e que oferecem, acima de tudo, conforto para o usuário, sem ruídos nem zumbido no ouvido incomodando mais.

Além disso, existem aparelhos tão tecnológicos que permitem até conexão via *bluetooth* com o celular, para facilitar no dia a dia. Já imaginou isso? Você poderá atender chamadas de celular, ver vídeos ou ouvir músicas do *smartphone* diretamente pelo aparelho auditivo.

Permite Melhor Interação com Outras Pessoas

A comunicação é um grande desafio para quem sofre com a perda auditiva, certo? Com o aparelho auditivo você poderá, sim, ir para qualquer lugar e interagir com qualquer um, sem grandes problemas.

Você não precisará mais fugir das comemorações de família nem das saídas com os amigos e deixará de passar por aqueles constrangimentos gerados pela má escuta. O aparelho te dá confiança para se comunicar, sem depender excessivamente da leitura labial.

Facilita o Dia a Dia no Trabalho

Um dos grandes benefícios do aparelho auditivo é, sem dúvidas, para sua carreira profissional.

No trabalho, você consegue entender melhor as orientações, ouvir claramente quando seu chefe chama pelo seu nome ou quando o telefone toca.

Além disso, você poderá, finalmente, participar ativamente das reuniões mais importantes e se sentir mais seguro para colaborar com ideias e ouvir as dos seus colegas.

Os pacientes contam que perdem o medo e passam a se soltar mais no ambiente de trabalho.

Melhora a Saúde Mental

O isolamento é uma das questões mais preocupantes para quem vive com a perda auditiva, já que ele pode levar à tristeza profunda e à depressão.

Medo do futuro, do que pode acontecer... Não se sentir confortável o suficiente para estar ao redor de outras pessoas... Isso tudo leva o paciente a se isolar.

São assuntos sérios que o uso do aparelho auditivo pode ajudar a evitar e a lidar.

Cada um desses benefícios, em conjunto, pode melhorar e muito sua qualidade de vida.

E, para finalizar esse capítulo, quero te deixar uma mensagem muito especial: ouvir melhor está em suas mãos!

IMPLANTE COCLEAR

CAPÍTULO 8

Rogério Hamerschmidt ▪ Vanessa Mazanek Santos

O implante coclear surgiu como opção de tratamento para a surdez e é uma das grandes tecnologias capazes de melhorar drasticamente a qualidade de vida de inúmeras pessoas. Trata-se de um equipamento constituído por uma unidade externa e outra interna que deve ser introduzida de modo cirúrgico dentro da cóclea, o órgão da audição.

A porção externa é composta por um microfone, uma antena transmissora e um processador de fala. Juntos, serão responsáveis pela captação dos sons e transmissão desses sinais para a unidade interna. Essa última porção é implantada cirurgicamente dentro do ouvido interno e é composta por uma área decodificadora, que se conecta por um ímã à porção externa, e por um feixe de eletrodos, cuidadosamente alocado dentro da cóclea.

Esse feixe de eletrodos será o responsável por estimular as fibras do nervo auditivo, fazendo com que essa informação sonora possa chegar ao cérebro, onde será, finalmente, compreendido o som.

O implante coclear é capaz de devolver aos seus usuários a capacidade de comunicação através de sons, reestabelecendo a audição ou mesmo a viabilizando para quem nunca a experimentou. Entretanto, não é um tratamento possível ou indicado para todos os casos de perda auditiva e, ao longo desse capítulo, discorreremos mais a respeito de suas indicações e contraindicações.

Há quatro marcas disponíveis de implante coclear e todas respeitam critérios rigorosos de qualidade, diferindo entre si pelas tecnologias embutidas e *design*, não havendo comprovação de superioridade entre elas. Abaixo, as empresas e exemplos de alguns de seus processadores de som:

- **Advanced Bionics**, fundada nos EUA, mas adquirida posteriormente por uma companhia suíça (Fig. 8-1);
- **Cochlear**, de origem australiana (Fig. 8-2);
- **MED-EL**, sediada na Áustria (Fig. 8-3);
- **Oticon**, dinamarquesa (Fig. 8-4).

INDICAÇÕES

O implante coclear foi idealizado como uma possibilidade de tratamento dos quadros de surdez neurossensorial severa ou profunda que não se beneficiam com o uso de aparelhos auditivos convencionais. Isso quer dizer que antes de optar por esse tratamento, outras alternativas devem ter sido previamente excluídas.

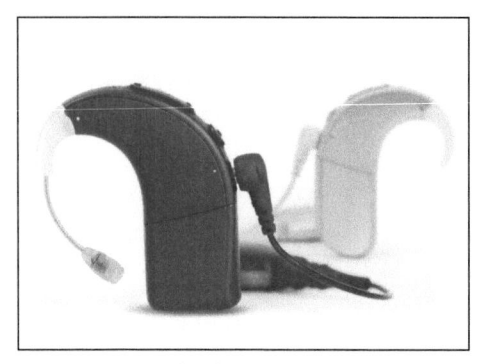

Fig. 8-1. Processador de som NAIDA CI Q90. (Fonte: imagem obtida no *site* da empresa Advanced Bionics.)

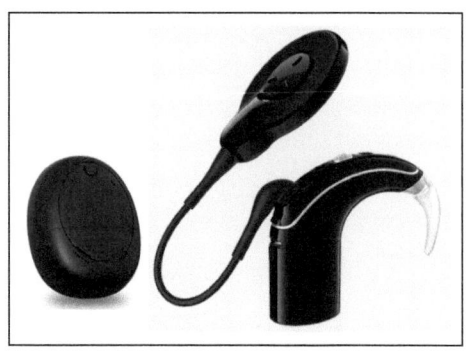

Fig. 8-2. Processadores de som Kanso e Nucleus 7. (Fonte: imagem obtida no *site* da empresa Cochlear.)

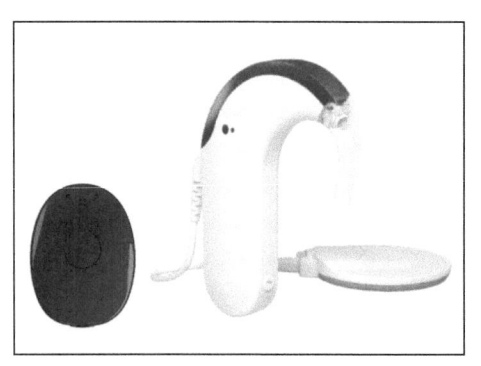

Fig. 8-3. Processadores de som Rondo 2 e Sonnet 2. (Fonte: imagem obtida no *site* da empresa MED-EL.)

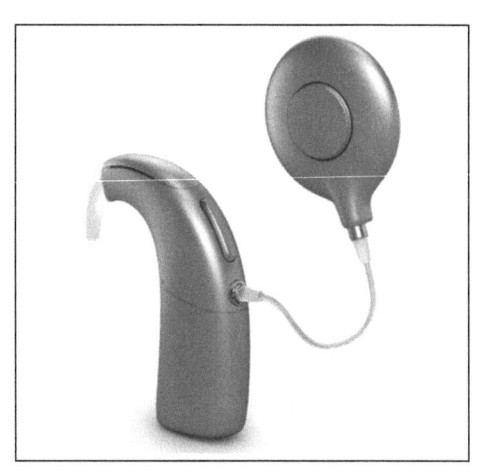

Fig. 8-4. Processador de som Neuro 2. (Fonte: imagem obtida no *site* da empresa Oticon.)

Os quadros de perda auditiva severa a profunda devem ser categorizados em dois grandes grupos, cujas características serão determinantes em relação aos resultados esperados e mesmo indicações. O que determina essa diferença é o momento em que a audição foi perdida: antes do desenvolvimento da fala, os pacientes pré-linguais, ou após, os pacientes pós-linguais.

Para aqueles que nasceram surdos ou desenvolveram a surdez nos primeiros meses de vida, temos que lembrar os incontáveis benefícios de um tratamento precoce ao mesmo tempo em que devemos ser prudentes e respeitar o tempo necessário ao correto diagnóstico. As principais indicações são:

- Perda auditiva neurossensorial bilateral sem benefício com o uso de aparelhos de amplificação sonora individual (AASI);

- Após os 4 anos de idade até os 7, além do critério acima são recomendados indicadores favoráveis ao desenvolvimento de linguagem oral, como treinamento de leitura orofacial (LOF);
- Dos 7 aos 12 anos acrescenta-se a indicação de código oral em desenvolvimento, com comportamento comunicativo oral predominantemente e uso de AASI prévio;
- Após os 12 anos de idade, soma-se a necessidade de código linguístico oral já estabelecido.

Para os pacientes que nasceram ouvintes, porém, após já terem desenvolvido a fala, perderam a audição, conhecidos como pós-linguais, as indicações são as seguintes:
- Perda auditiva neurossensorial bilateral severa ou profunda sem benefício com uso de AASI, mensurado por testes de percepção da fala.
- Não existe limite de tempo de surdez para que se possa realizar o implante coclear, entretanto, quanto mais precoce for a indicação, melhores os resultados esperados.

Em ambos os casos podemos observar que a falha na resposta com o uso de AASI é fundamental, ou seja, há de se tentar essa possibilidade antes da indicação do tratamento cirúrgico com o implante coclear. A falha é determinada pela avaliação fonoaudiológica que deve apontar resultados com o aparelho convencional inferiores a 50% nos testes de reconhecimento de sentenças em campo aberto, ou seja, sem uso de pistas visuais ou por leitura orofacial.

CONTRAINDICAÇÕES

Algumas condições do paciente podem ser impeditivas à realização do implante coclear e é por isso que a correta avaliação pelo otorrinolaringologista especializado na área da otologia é fundamental.

Os pacientes candidatos ao implante deverão ser avaliados através de exames de imagem, eletrofisiológicos, audiológicos e psicológicos. Após essa extensa avaliação, teremos dois tipos de contraindicações, as absolutas e as relativas.

As contraindicações absolutas são aquelas impeditivas por si só à realização do implante. São elas:
- Benefício com o AASI adequado e superior ao que se espera com o implante;
- Pacientes que não desejam a cirurgia. Parece bastante óbvio, porém, crianças maiores e adolescentes já são capazes de manifestar a vontade e isso irá interferir no comprometimento dos cuidados e terapias pós-operatórias, portanto, a falta de vontade do paciente deve ser levada sempre em consideração;
- Ausência de nervo auditivo e/ou da cóclea (agenesia de cóclea ou de nervo coclear);
- Ausência de condições médicas, psíquicas ou psicossociais para o tratamento.

Já as contraindicações relativas são aquelas em que todo o contexto deve ser avaliado, uma vez que outros fatores envolvidos podem determinar resultados piores ou melhores:
- Hipoplasia do nervo coclear, ou seja, ele existe, porém, não tem a anatomia habitual;
- Dificuldades cirúrgicas para a realização do procedimento como obstrução do canal onde o feixe de eletrodos seria inserido ou mesmo uma malformação grave da cóclea;
- Surdos pré-linguais com mais de 7 anos que não estejam sendo reabilitados ao método oral.
- Infecções agudas ou crônicas do ouvido médio deverão ser devidamente tratadas antes de procedermos à cirurgia.

ETAPAS PRÉ-OPERATÓRIAS

A decisão pelo implante coclear é um momento muito importante na vida do paciente e, não à toa, envolve uma série de critérios que devem ser respeitados e observados para que isso ocorra dentro do maior nível de segurança e acolhimento possível.

Para isso, o trabalho de uma equipe multidisciplinar é fundamental e indispensável. Essa equipe deve ser minimamente formada por médico, fonoaudiólogo, psicólogo, assistente social, pediatra, neurologista, neuropediatra, anestesiologista, terapeuta ocupacional, fisioterapeuta, dentre outras, dependendo do quadro apresentado e das comorbidades associadas.

A avaliação médica passa pela realização de exames complementares, além de amplas explicações à família quanto ao procedimento, o que esperar e o que não esperar do implante. É fundamental que as expectativas do implantado e de sua família estejam alinhadas à realidade do paciente.

Já a equipe de psicologia deve garantir que todos os envolvidos estejam devidamente motivados à jornada que se iniciará com o implante e todo seu necessário comprometimento. É importante que o paciente e a família, além de se sentirem acolhidos, entendam que terão uma grande responsabilidade também em relação ao resultado.

Quanto aos fonoaudiólogos, serão, possivelmente, a equipe com quem o paciente mais se relacionará. Não só pelas longas avaliações pré-operatórias, mas também pelo longo caminho a ser percorrido juntamente com o paciente. O implante coclear pode ser visto como o acesso a uma nova linguagem, que deverá ser aprendida pelo implantado com o auxílio dessa equipe que não só o ajudará a evoluir nos ganhos como também garantirá que os aparelhos estejam corretamente programados para o melhor resultado possível do paciente.

CIRURGIA

Após esse longo caminho percorrido, é chegado o momento da cirurgia e muitas dúvidas podem surgir quanto à anestesia e ao procedimento em si.

Ao contrário do que muitos possam pensar, a cirurgia do implante coclear não é no cérebro, mas em uma estrutura chamada ouvido interno, onde encontramos a cóclea. Para acessá-la precisamos passar pelo ouvido médio, porém, o espaço intracraniano não é aberto em nenhum momento.

Resumidamente, os passos a serem seguidos para a cirurgia são os seguintes:

- Incisão retroauricular, ou seja, atrás da orelha, medindo cerca de 2 a 3 cm.
- Mastoidectomia simples, pela qual chegamos à cóclea por meio da abertura do espaço do osso temporal em sua porção mastóidea.
- Timpanotomia posterior, que é a abertura de um pequeno espaço para acessar a cóclea.
- Abertura da membrana da janela redonda para acessarmos o interior da cóclea.
- Inserção do feixe de eletrodos por meio dessa abertura. Esse passo deve ser lento com direção e ângulo adequados para não ferir o interior do órgão tampouco o delicado feixe de eletrodos.
- Telemetria neural e de impedâncias, que são as medidas realizadas pela equipe de fonoaudiologia para avaliar a posição e o funcionamento dos eletrodos que deverão estimular o nervo coclear.
- Sutura da pele e curativo.

A cirurgia, sendo tão delicada quanto é, deve somente ser realizada por um cirurgião especializado em implante coclear e cirurgia do ouvido. Apesar de bastante segura, é importante que o paciente saiba que a região operada é rica em inervações e estruturas importantes que podem, teoricamente, ser afetadas de algum modo. Algumas dessas estruturas são:

- Dura-máter ou meninge da fossa média e fossa posterior, que é a membrana de proteção do encéfalo.
- Seio sigmoide, estrutura vascular importante do sistema nervoso central, responsável por drenar o sangue do encéfalo para a veia jugular.
- Nervo facial, grande responsável pela movimentação do rosto também conhecida por mímica facial.
- Nervo corda do tímpano, que faz a inervação gustativa da língua.
- Labirinto, estrutura envolvida na manutenção do nosso equilíbrio.
- Ossículos do ouvido, que são o martelo, a bigorna e o estribo.

Apesar desses riscos, é importante frisar que o cirurgião está capacitado a identificar todas essas estruturas e assim evitar e prevenir lesões que possam ocorrer, ou mesmo corrigi-las em caso de dano durante o procedimento.

Essa cirurgia pode ser realizada sob anestesia geral, porém, também é passível de ocorrer sob sedação e anestesia local, o que pode diminuir os riscos anestésicos além de tornar mais segura a realização do procedimento em pacientes que não tenham condições clínicas ideais para se submeter à anestesia geral. Essa possibilidade foi um divisor de águas e é especialmente importante para os pacientes idosos ou portadores de condições cardiológicas ou neurológicas (Fig. 8-5).

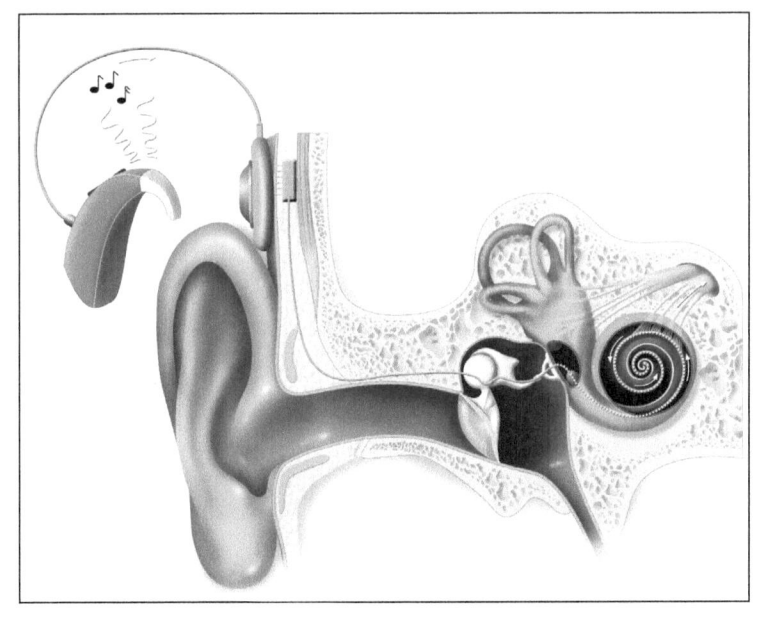

Fig. 8-5. Localização do implante coclear após inserção. O transmissor é localizado atrás da orelha ligado a uma antena transmissora que se fixa através de um ímã a um receptor colocado sob a pele, que, por sua vez, se conecta aos eletrodos inseridos na cóclea. O som é, então, transmitido para o nervo auditivo e será processado no córtex cerebral. (Fonte: Jacopin/BSIP/Science Photo Library.)

ATIVAÇÃO E ACOMPANHAMENTO FONOAUDIOLÓGICO
Após realizada a cirurgia e o correto acompanhamento pós-operatório, são necessários 30 a 40 dias para que possamos proceder, então, à ativação do implante. Esse é o momento em que a fonoaudióloga irá acoplar o processador de fala e fazer o primeiro ajuste de parâmetros, ligando, finalmente o implante coclear. Apesar de ser um dia de muita ansiedade por parte dos pacientes e também da equipe, em alguns casos o paciente pode ouvir menos do que espera ou de forma muito diferente que anteriormente, no caso dos pacientes pós-linguais. Por isso é tão importante que todas as pessoas envolvidas entendam o implante como um processo ao qual todos terão que se dedicar.

Os ajustes realizados no implante para adequar a intensidade de sons e frequências do aparelho são sempre realizados pela equipe de fonoaudiologia, procedimento chamado de mapeamento. A frequência dos mapeamentos será definida, também, pelo fonoaudiólogo a partir das respostas obtidas nas sessões de reabilitação auditiva às quais o paciente deverá frequentar regularmente.

CUIDADOS
Como já frisamos inúmeras vezes, o implante coclear não se trata somente da cirurgia. É algo que envolve cuidados que deverão ser observados por toda a vida. Evidentemente, cada caso trará suas peculiaridades e as orientações são individualizadas levando-se em consideração as características inerentes a cada paciente e também das especificações técnicas do modelo de implante coclear implantado. Entretanto, alguns cuidados são universais e cabe aqui frisá-los:

- *Ressonância magnética:* é possível e, dependendo do modelo, poderá haver restrições quanto à intensidade (até 1,5 T na maior parte dos casos, e até 3 T nos modelos mais novos). Entretanto, ressalta-se o efeito sombra que o dispositivo pode causar na imagem, inviabilizando, muitas vezes, a correta avaliação das estruturas investigadas pelo exame;
- *Bisturi elétrico monopolar:* sempre que o paciente for submetido a cirurgias, deverá avisar o cirurgião para evitar danos à unidade interna implantada;
- *Cuidados com ondas eletromagnéticas:* portas detectoras de metais, micro-ondas e outros equipamentos eletrônicos que funcionem por esse sistema podem alterar a programação do implante, porém, não trazem risco ao paciente;
- *Atividades aquáticas:* a unidade externa não deve ser molhada para não danificar o aparelho. Entretanto, alguns modelos mais modernos são resistentes à água, podendo suportar respingos, não sendo recomendados, também, mergulhos ou banho com o aparelho. Nessas situações, recomenda-se a retirada da unidade externa ou o uso de protetores específicos produzidos para cada modelo;
- *Vacinação:* o principal motivo é evitar a ocorrência de meningite como consequência de um acometimento do ouvido médio. O agente causador mais comum é o pneumococo, motivo pelo qual a vacina ANTIPNEUMOCÓCICA é a mais importante. Além dela, o paciente implantado também deverá se vacinar contra *Influenza* (vacina da gripe), hemófilos e meningococo tipo C.

IMPLANTE COCLEAR EM SITUAÇÕES ESPECIAIS
O implante coclear segue sendo o tratamento de eleição para as perdas auditivas profundas a severas e, embora todos os pacientes possam se beneficiar de seu uso, algumas

populações trazem algumas ponderações e expectativas diferentes em relação aos ganhos que se esperar do implante. Abordaremos a seguir algumas dessas condições especiais:

Prematuridade

A prematuridade traz em si um risco aumentado de surdez, sendo um dos fatores indicadores da necessidade do acompanhamento do desenvolvimento auditivo desses pacientes. Isso se deve, em especial, ao tempo de internamento em unidade de terapia intensiva neonatal, uso de antibióticos, icterícia, hipóxia, outras questões relacionadas com o manejo clínico desses bebês. Por esse motivo é que a realização dos exames de pontencial evocado (BERA ou PEATE) é mandatória, além, é claro, das emissões otoacústicas, popularmente conhecidas por teste da orelhinha.

Além do risco aumentado de dano das células cocleares, esses pacientes possuem, também, risco aumento do desenvolvimento de uma condição conhecida por neuropatia auditiva. Nesses casos, apesar de uma cóclea normal, temos um retardo na maturação neural acometendo o nervo coclear, levando a um quadro de hipoacusia flutuante. Por essa razão, a avaliação comportamental é soberana nessa população durante a decisão entre o uso de um aparelho de amplificação sonora individual ou a indicação de implante coclear.

Outra condição possível é a dissincronia auditiva, em que, apesar de uma cóclea e nervos adequadamente funcionantes, há uma disfunção na sinapse entre essas duas estruturas, criando um atraso na condução da informação. Esse quadro costuma ter prognóstico mais favorável quando comparado aos de neuropatia auditiva clássica.

Transtornos do Espectro Autista (TEA)

A prevalência dos transtornos do espectro autista (TEA) aumentou drasticamente nas últimas décadas e tem trazido esse tema às discussões de diversas áreas da medicina, inclusive a otologia. Isso se deve, principalmente, pela surdez e o autismo serem alguns dos primeiros passos da investigação de uma criança que não desenvolve a fala ou habilidades de comunicação de modo geral, como atender ao chamado do próprio nome.

Não há evidências de que a perda auditiva tenha incidência superior nos portadores de TEA que na população típica, e quando ocorre costumam estar mais relacionadas com alterações do processamento auditivo central. Essa última condição é mais presente nesses pacientes e pode representar grande desafio para a reabilitação auditiva para as crianças que eventualmente sejam submetidas ao implante coclear.

A surdez pode ter, inclusive, seu diagnóstico retardado uma vez que as dificuldades de comunicação podem ser facilmente atribuídas ao TEA, do mesmo modo que o diagnóstico do TEA pode ser tardio em uma criança surda. Por esse motivo a audição deve ser sempre avaliada em um paciente diagnosticado com autismo.

O resultado esperado com a realização do implante coclear será bastante variado e dependente das condições neurológicas associadas do paciente, bem como do trabalho de reabilitação voltado ao processamento auditivo central. Ainda que realizado em portadores de condições severas do TEA, o tratamento da surdez desses indivíduos trará melhoras significativas, como o reconhecimento do nome, resposta a solicitações verbais e até mesmo o interesse pela música.

Síndrome de Down

Os pacientes acometidos pela síndrome de Down possuem vasto espectro de apresentação da síndrome, com diversas intensidades de manifestações neurológicas, cognitivas, comportamentais. Desse modo, as expectativas em relação à resposta ao implante coclear também devem respeitar os limites de todo o universo de condições do paciente.

O estudo radiológico nessa população é especialmente importante, uma maior incidência de malformações da orelha interna, como hipoplasias dos canais semicirculares e da cóclea, além de um possível estreitamento da luz coclear, o que pode causar dificuldades na inserção dos eletrodos durante a cirurgia ou mesmo inviabilizá-la.

Embora os benefícios possam ser limitados em relação ao desenvolvimento de habilidades de comunicação em alguns quadros de maior severidade da síndrome, ainda assim o implante pode melhorar consideravelmente o desenvolvimento global desses pacientes bem como sua qualidade de vida. Sendo assim, não existe qualquer tipo de contraindicação à realização do implante coclear, contanto que haja condições anatômicas para a cirurgia.

Síndrome de Usher

A síndrome de Usher é caracterizada por surdez neurossensorial e por retinite pigmentosa, uma condição oftalmológica que leva à cegueira por deterioração progressiva das células da córnea. Há três tipos principais, classificados de acordo com a severidade da surdez, presença de distúrbios do equilíbrio e da idade em que os sintomas aparecem.

No tipo I ocorre surdez severa à profunda já ao nascimento, associada à perda progressiva da visão ainda na infância. Há anormalidades no sistema vestibular, porção do ouvido interno responsável pelo equilíbrio e orientação do corpo no espaço. Por esses motivos, essas crianças tendem a desenvolver, mais tardiamente, habilidades motoras como sentar sozinhas ou caminhar, além de dificuldades para atividades como andar de bicicleta ou praticar esportes de modo geral.

No tipo II a perda auditiva é também desde o nascimento, porém, o acometimento visual dar-se-á mais tardiamente ao longo da adolescência ou mesmo da idade adulta. O grau de perda auditiva é bastante variável e pode progredir ao longo da vida.

No tipo III, tanto a perda auditiva quanto a da visão começam mais tarde, rotineiramente com exames normais de triagem auditiva neonatal. Esses pacientes costumam desenvolver a surdez após já terem aprendido a falar, o que os caracteriza como pós-linguais. Do mesmo modo, a visão também sofrerá deterioração ao longo da vida adulta.

O grande desafio relacionado com essa síndrome é a impossibilidade de contarmos com a leitura orofacial e pistas visuais, tão importantes durante a terapia de reabilitação auditiva após a realização do implante coclear.

O implante coclear ainda é o melhor tratamento da surdez neurossensorial severa ou profunda, mas é como aprender uma nova língua: precisa de treinamento. Mais importante que o quanto o paciente poderá ouvir, é garantir que ele possa entender o que lhe é dito o máximo possível. O tempo até atingir o melhor resultado é variável, mas quase sempre bastante longo.

Além de motivação, é importante que o paciente possa contar com equipe qualificada que lhe forneça informações, segurança e possibilidades na busca dos melhores resultados e de maneira mais precoce possível. O tempo decorrido entre a instalação da surdez e o início do tratamento é importante, pois, apesar da audição se iniciar nos ouvidos, ela é necessariamente processada a nível cerebral e está intimamente relacionada com os processos de plasticidade neuronal.

Essa é a capacidade do sistema nervoso central se reorganizar em resposta aos estímulos sensoriais. O aumento da estimulação acarreta crescimento das sinapses durante os primeiros quatro anos de vida e a partir daí diminuem gradativamente. Portanto, quanto mais precoce for a surdez e quanto mais tempo deixarmos o córtex cerebral privado de estímulos sonoros, menos robusta será a resposta esperada pelas terapias de reabilitação e habilitação auditiva. Esse é só um dos motivos pelos quais os projetos de Triagem Auditiva Neonatal Universal (TANU) são tão relevantes para a história do tratamento da surdez.

Além da precocidade na instituição do tratamento, outro ponto relevante a ser discutido é a implantação e audição de uma ou das duas orelhas. A audição binaural, ou seja, nas duas orelhas, melhora o entendimento da fala no ruído e é especialmente importante para a localização da fonte sonora. Nosso cérebro interpreta os dois sinais sonoros advindos de lados diferentes separadamente para permitir uma audição tridimensional. Além disso, quanto mais estimulação o córtex cerebral for submetido, melhores serão os resultados de discriminação sonora e adaptação ao implante coclear. Isso pode, inclusive, facilitar o trabalho realizado nas terapias fonoaudiológicas, etapa primordial do tratamento de implantados cocleares.

Por esses motivos as indicações do implante coclear vêm sendo gradativamente ampliadas, incluindo também quadros de surdez unilateral, por exemplo. A intenção é que possamos garantir aos pacientes o acesso à audição binaural por mais tempo possível além de tecnologias cada vez mais avançadas, tornando a audição pelo implante coclear a mais próxima possível daquela experimentada pela população ouvinte.

Ressaltamos que a tecnologia dos implantes cocleares, tanto para a unidade interna quanto para o processador de fala, vem evoluindo a passos largos nos últimos anos, proporcionando implantes cada vez menores, com melhor qualidade sonora e possibilidade de conectividade.

Além disso, inúmeras pesquisas para regeneração das células ciliadas da cóclea estão em andamento, tanto por engenharia genética quanto pelo uso de drogas capazes de induzir a formação destas células, as chamadas neurotrofinas. O futuro está aberto e, ainda, muitas terapias, implantes e novos medicamentos surgirão nos próximos anos.

REABILITAÇÃO AUDITIVA NA SURDEZ PROFUNDA – O IMPLANTE AUDITIVO TRONCOENCEFÁLICO

Fayez Bahmad Jr.

INTRODUÇÃO

O Implante Auditivo Troncoencefálico ou Auditory Brainstem Implant (ABI), como o implante coclear, é uma prótese semi-implantável desenvolvida especialmente para a reabilitação da função auditiva em pacientes com perda auditiva neurossensorial severa ou profunda. Porém, o ABI está indicado quando a causa é lesão ou ausência dos nervos cocleares bilateralmente e em pessoas com malformações ou ossificações cocleares que não permitam a inserção cirúrgica dos eletrodos do implante coclear.

Em 1979 o brilhante Dr. William F. House (otorrinolaringologista) e o Dr. William Hitselberger (neurocirurgião) do House Ear Institute em Los Angeles, Estados Unidos, fizeram a primeira cirurgia de Implante Auditivo de Tronco Encefálico. A cirurgia foi realizada em um paciente com neurofibromatose tipo II (NF2) após a remoção de um segundo schwannoma vestibular. O implante era um eletrodo único colocado na superfície do núcleo coclear e o paciente apresentou sensação auditiva. Com o passar do tempo o implante passou a ter mais eletrodos.

Nessa época, para gerar o estímulo foram usados processadores de implantes cocleares modificados. Este dispositivo foi aprovado no ano de 2000 pela FDA nos EUA como um equipamento médico seguro para uso em adultos (FDA, 2000).

No Brasil, o primeiro implante de tronco encefálico foi realizado pelo Prof. Ricardo Ferreira Bento e sua equipe, no dia 2 de setembro de 2005. Em 2008 este mesmo grupo iniciou as pesquisas em implantes de tronco encefálico em crianças e, no dia 18 de agosto de 2008, realizou a primeira cirurgia em uma criança de 3 anos com agenesia coclear bilateral. Desde então, essa cirurgia é realizada no Hospital das Clínicas com resultados satisfatórios.

COMPONENTES DO IMPLANTE AUDITIVO TRONCOENCEFÁLICO

Semelhante ao implante coclear, o ABI é composto por um componente externo (processador de fala, microfone e antena transmissora) e o componente interno (receptor/estimulador) com o conjunto de eletrodos que é implantável cirurgicamente e que pode diferir de acordo com o fabricante.

Também como no implante coclear o processador de fala, o microfone e a antena transmissora ficam na parte externa da cabeça. Como funciona o ABI:

A) O microfone localizado no processador de fala capta os sons.
B) O processador de fala digitaliza os sons em sinais codificados.

C) Os sinais codificados são enviados pelo fio do processador de fala para a antena transmissora próxima ao pavilhão auricular, fixada exatamente sobre a unidade interna (receptor/estimulador) implantada por meio de um ímã.
D) A antena transmissora envia os sinais codificados ao receptor/estimulador sob a pele, por sinais de radiofrequência, e inicia-se o processo interno.
E) O receptor/estimulador envia os sinais para os eletrodos que estão posicionados no tronco encefálico, sobre o núcleo coclear.
F) Os eletrodos estimulam o núcleo coclear, produzindo respostas que são interpretadas pelo cérebro como som.

Duas empresas produzem implantes de tronco encefálico: uma delas possui um conjunto de 21 eletrodos de contato; a outra marca tem 15 eletrodos ativos e 1 de referência, fixados em uma tela.

AVALIAÇÃO E CRITÉRIOS DE INDICAÇÃO PARA IMPLANTAR UM ABI
Avaliação pelo Médico Otorrinolaringologista
Os pacientes são submetidos ao exame físico otológico e neuro-otológico e, em seguida, são submetidos à avaliação radiológica, audiológica, de linguagem e psicossocial semelhante à do implante coclear.

A orientação do paciente e sua família dos riscos e das vantagens e desvantagens é fundamental em candidatos ao implante de tronco, principalmente no que diz respeito ao ajuste de expectativas. Estes pacientes normalmente apresentam maior expectativa em razão do fato de que muitos deles ouviram normalmente no passado e querem voltar a ouvir como antes.

Os exames necessários para avaliação do paciente são:

- Audiometria tonal limiar, limiar de fala, índice de reconhecimento de fala, com e sem aparelho de amplificação sonora individual.
- Potenciais evocados auditivos de tronco encefálico (BERA), complementado com potenciais de latência média e tardia, quando possível.
- Emissões otoacústicas.
- Tomografia computadorizada de ossos temporais.
- Ressonância magnética de ouvidos e encéfalo.

Avaliação pelo Fonoaudiólogo
A avaliação fonoaudiológica abrange a avaliação por meio de testes comportamentais, avaliação da comunicação e da leitura orofacial (LOF), acompanhadas do aconselhamento e da orientação pré-cirúrgica, seguindo protocolo semelhante ao utilizado em pacientes candidatos ao implante coclear.

Aconselhamento e Orientação Pré-Operatória
A estimulação auditiva por meio do ABI é explicada de forma simples para que o paciente possa compreender que as estruturas adjacentes aos núcleos cocleares (núcleos de outros pares cranianos) e outras funções podem ser estimuladas com a passagem de corrente elétrica na região. Por isso alguns eletrodos precisarão ser desativados quando estimularem sensações extra-auditivas.

O processo de decisão que leva à indicação do ABI em crianças é mais complexo pelas questões clínicas, diagnósticas, cirúrgicas, eletrofisiológicas, de reabilitação, além de éticas.

Todas as equipes envolvidas nesse procedimento concordam que a decisão somente deve ser tomada após exaustivas discussões com os familiares sobre os riscos de uma cirurgia intracraniana e, em particular, pelos riscos de morte, ou dano neurológico severo assim como os benefícios em longo prazo na programação de uma criança com ABI.

A colocação do ABI é somente um dos passos para o restabelecimento da audição. Após a cirurgia, o paciente retorna para inúmeras sessões com o audiologista para testar e ajustar a programação do processador de fala, e para aprender a interpretar os novos sons. Este processo pode levar um período longo, pois as pistas acústicas geradas pelo ABI são diferentes daquelas da audição normal.

CUIDADOS NO PÓS-OPERATÓRIO

O paciente deve permanecer em observação mais rigorosa nas primeiras 24 horas. Curativo compressivo e repouso absoluto no leito por 72 horas seguido de 48 horas de repouso relativo, podendo receber alta 7 dias após o procedimento.

No pós-operatório deve ser feita uma tomografia computadorizada para avaliar complicações locais e verificar posicionamento dos eletrodos.

ATIVAÇÃO DO IMPLANTE E PROGRAMAÇÃO DO PROCESSADOR DE FALA

De forma mais prolongada que o implante coclear a primeira ativação do implante de tronco ocorrerá 6 a 8 semanas após o procedimento cirúrgico. É realizada pela equipe médica em conjunto com a audiologista, em ambiente cirúrgico, com monitor cardíaco, de pressão arterial e oximetria de pulso. Além disso, deve haver material para reverter parada cardiorrespiratória e para intubação orotraqueal, pois se trata de estimulação do tronco cerebral, embora não haja, na literatura, descrição de intercorrências graves durante a ativação.

Na ativação, o audiologista precisa identificar o local exato do receptor interno para o posicionamento da antena externa. Para isso pode ser usado o *software* de programação que apontará a comunicação com a unidade interna pela propriedade de telemetria.

OTOSCLEROSE

CAPÍTULO 10

Rogério Hamerschmidt ▪ Vanessa Mazanek Santos

INTRODUÇÃO

A otosclerose ou otospongiose está entre as principais causas de surdez no mundo. Trata-se de uma degeneração na porção óssea que envolve a cóclea e o labirinto, conhecida por cápsula ótica, e pode atingir toda essa estrutura ou porções da mesma (Fig. 10-1).

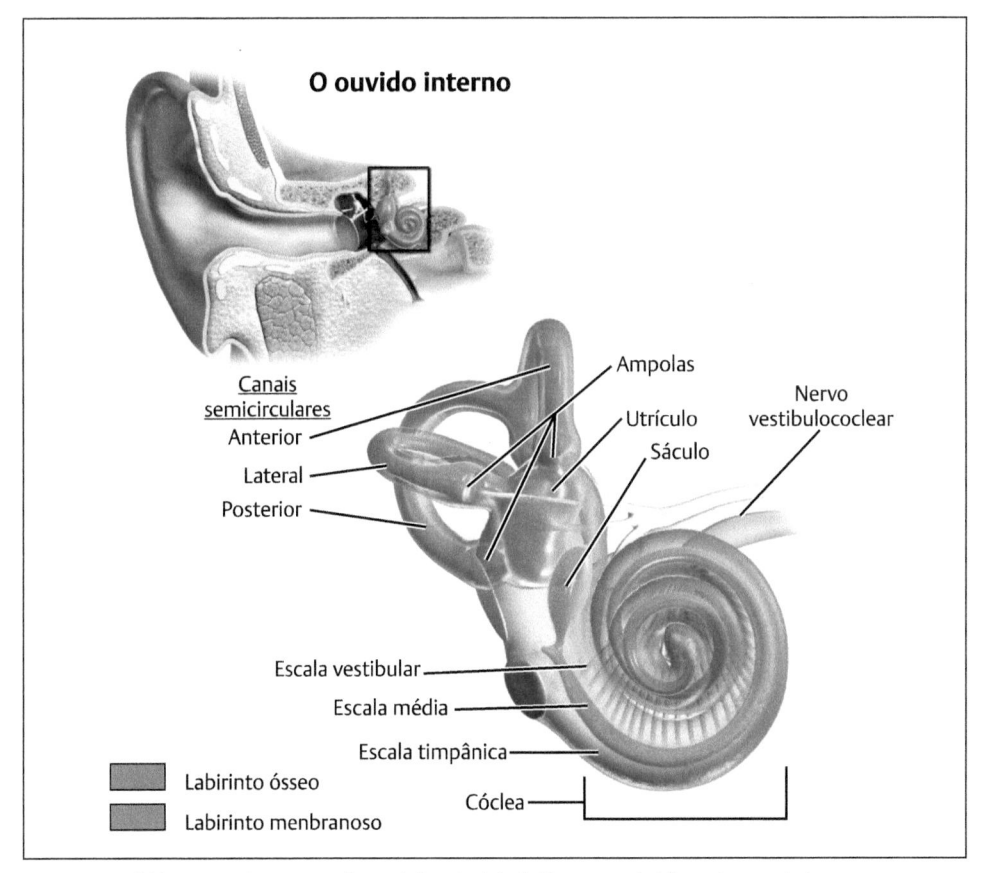

Fig. 10-1. Labirinto membranoso e ósseo (cápsula ótica). (Imagem obtida no banco de imagens. Disponível em: https://commons.wikimedia.org/wiki/File:Blausen_0329_EarAnatomy_InternalEar.png.)

A doença, de caráter genético autossômico dominante, é mais frequente em mulheres e raramente aparece em indivíduos da raça negra. A idade em que se manifesta é variável e, embora possa se apresentar em qualquer momento da vida, é mais comum que isso ocorra entre 20 e 30 anos. Pode, inicialmente, se apresentar como unilateral, tendo um caráter progressivo tanto em relação à intensidade do comprometimento auditivo quanto à lateralidade da doença.

ETIOPATOGENIA

A otosclerose é uma doença inflamatória, que afeta a região denominada cápsula ótica. Sabe-se que existe uma alteração na função das células ósseas, fazendo com que os osteoclastos absorvam porções ósseas já maduras, substituindo por osso de maior espessura, celularidade e vascularidade. A primeira vez que foi descrita, ainda em 1741, foi observada anquilose da cápsula ótica pelo cirurgião italiano Antonio Maria Valsalva, durante estudo em cadáver.

Desde então muito se estuda a respeito dessa doença e embora muito já tenha sido esclarecido, dúvidas ainda permanecem quanto ao exato mecanismo e natureza envolvidos no início da manifestação da doença.

O processo de degeneração e calcificação pode-se iniciar em uma ou várias porções da cápsula ótica, comprometendo mais frequentemente, a janela oval, onde se articula o estribo, menor osso do corpo humano presente na cadeia ossicular da orelha média. Com a alteração do metabolismo ósseo nesta região, o estribo se fixa gradativa e progressivamente, comprometendo a transmissão da onda mecânica sonora pelo ouvido médio para a cóclea. A essa surdez decorrente da dificuldade na condução do som à cóclea damos o nome de surdez condutiva. Importante ressaltar que é, portanto, diferente da surdez neurossensorial ou sensorioneural, oriunda de lesão da própria cóclea ou do nervo coclear.

Entretanto, embora possa acometer essa região do estribo causando surdez condutiva, ela também pode-se manifestar em sua evolução ou mesmo de início no processo degenerativo da própria cóclea, levando à morte celular local, impossibilitando a correta transdução e transmissão do som em forma de energia elétrica. Sendo assim, acarretará surdez neurossensorial ou sensorioneural, para a qual o tratamento difere completamente se comparado à forma condutiva descrita anteriormente.

DIAGNÓSTICO

A imensa maioria dos pacientes busca auxílio médico já na idade adulta frequentemente com a queixa de perda auditiva progressiva, uni ou bilateral, acompanhada ou não de zumbido, autofonia, sensação de pressão nos ouvidos e, mais raramente, tontura. É frequente que haja histórico familiar de perda auditiva e que as queixas tenham se agravado após a gestação, período no qual há agravamento da doença em virtude da resposta hormonal da doença.

O exame de inspeção dos ouvidos, otoscopia, frequentemente é normal, embora raramente possa ser notada pequena mancha vermelho-azulada retrotimpânica conhecida como mancha de Schwartze. Ela corresponderia à área onde estaria intensificado o processo de remodelação óssea com aumento da vascularização local.

Ainda no exame clínico, devem-se realizar os testes com diapasão a fim de já observarmos a diferenciação entre surdez condutiva ou neurossensorial a partir da realização dos testes de Rinne e Weber (Fig. 10-2).

OTOSCLEROSE

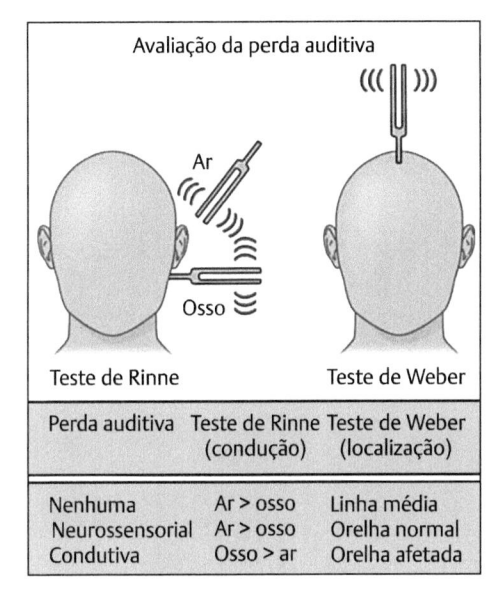

Fig. 10-2. Avaliação da perda auditiva – testes de Rinne e Weber. (Imagem retirada do *site* neuroblog.com, de domínio público.)

Perda auditiva	Teste de Rinne (condução)	Teste de Weber (localização)
Nenhuma	Ar > osso	Linha média
Neurossensorial	Ar > osso	Orelha normal
Condutiva	Osso > ar	Orelha afetada

Embora esses exames clínicos sejam de grande valia, não substituem a realização da audiometria tonal e vocal, bem como da imitanciometria. Através desses exames audiométricos é que definimos a perda auditiva condutiva e outros parâmetros que sugerem o enrijecimento do mecanismo de transmissão sonora da orelha média (ossificação anormal ao redor do estribo).

Esses dados confirmam a surdez condutiva e o seu grau, já anteriormente suspeitada pelo uso do diapasão no consultório, além do tipo da curva imitanciométrica, rotineiramente do tipo A ou As, e a medida do reflexo estapediano, geralmente ausente. Esses parâmetros são fundamentais para o diagnóstico diferencial com outras patologias que também cursam com perdas condutivas, a exemplo da deficiência de canal semicircular superior ou síndrome de Minor, onde existe a presença e não a ausência dos reflexos estapedianos.

Quanto aos exames de imagem, o exame de eleição é a tomografia de alta resolução que poderá confirmar a localização dos focos de esclerose óssea, bem como avaliar as condições anatômicas na região podendo antever possíveis variações que possam ser fatores de dificuldade durante a cirurgia, caso opte-se pelo tratamento cirúrgico.

TRATAMENTO

O tratamento da otosclerose não tem finalidade curativa da doença, uma vez que se trata de uma desordem genética. Portanto, ao propor ao paciente uma das muitas opções terapêuticas, buscamos aquela que melhor se enquadra no reestabelecimento ou melhora de função auditiva ou atenuação da queixa do paciente. Tratamos, assim, os danos gerados pela remodelação óssea desordenada, mas esse paciente deverá permanecer sob vigilância e acompanhamento médico dado o caráter progressivo da patologia.

A escolha do método a ser adotado dependerá, então, do tipo e do grau da perda auditiva, evolução da doença, idade do paciente, presença de comorbidades, planos de gestação futura, dentre outras questões individuais do paciente. Sendo assim, a depender do panorama completo da situação poderemos propor o tratamento expectante ou medicamentoso, uso de aparelhos auditivos de amplificação sonora (AASI), cirurgia de estapedotomia ou estapedectomia, implante coclear e próteses ancoradas ao osso.

De forma geral, opta-se pelo tratamento expectante para os quadros iniciais da doença, com baixo comprometimento auditivo, em especial unilateral. É importante reiterar ao paciente que ao contrário de "nada fazer", essa modalidade inclui o acompanhamento periódico auditivo.

Conforme haja evolução do grau de perda auditiva ou mesmo do incômodo gerado ao paciente, podemos lançar mão dos aparelhos auditivos de amplificação sonora (AASI) tanto para as perdas neurossensoriais quanto para as condutivas. Esse último grupo conta, ainda, com a possibilidade de indicação da cirurgia do estribo, conhecida por estapedotomia, que tem por objetivo o ganho auditivo tanto quanto seja o limite imposto pela via óssea na audiometria.

A cirurgia de estapedotomia, ou estapedectomia, tem excelentes resultados, em especial quando realizada por cirurgiões experientes. Trata-se de uma técnica já há muitas décadas estabelecida em que há substituição de porção do estribo por uma prótese auditiva que terá por função conduzir a vibração sonora vinda da cadeia ossicular para a região da janela oval. O material da prótese varia, porém, não existe evidência de que algum seja superior ao outro. A cirurgia é realizada em âmbito hospitalar, sob sedação e anestesia local ou mesmo anestesia geral, quando necessário. O acesso ao campo cirúrgico pode ser realizado com o auxílio de microscópicos cirúrgicos ou, ainda, videoendoscópio, ambos utilizando-se do canal auditivo externo, sem que haja necessidade de incisões ou cicatrizes externas. Visualiza-se, então, a cadeia ossicular após elevação da membrana timpânica e confirmamos através da mobilização da cadeia ossicular, o estado de fixação do estribo pela otosclerose. Procede-se, então, à remoção da porção defeituosa do estribo, mantendo sua base, a platina, no local. Nessa mesma região é realizada uma pequena perfuração de cerca de 0,6 mm de diâmetro, onde será encaixada a base da prótese que irá se ancorar usualmente na bigorna (Fig. 10-3). A distância entre a platina e a bigorna deve ser medida antes da colocação da prótese e gira em torno de 4,5 mm. O tamanho correto da prótese é fundamental para o sucesso cirúrgico e prevenção de complicações pós-operatórias, como tontura de difícil controle e surdez neurossensorial.

É comum que no pós-operatório imediato os pacientes apresentem tontura, que pode durar poucos dias com intensidade variável. No prazo inicial de 30 dias, os pacientes submetidos à cirurgia são fortemente aconselhados a evitar atividades físicas, viagens aéreas, mergulhos, salto de paraquedas, e qualquer outra atividade que implique variação brusca pressórica. Algumas dessas atividades, como mergulho de cilindro em profundidade, ficam desaconselhadas em definitivo. Apesar do alto índice de sucesso da cirurgia, é importante esclarecer todos os possíveis riscos do procedimento ao paciente: perda auditiva neurossensorial e até mesmo surdez, tontura, manutenção de perda residual, manutenção do zumbido, perfuração timpânica. Embora não sejam frequentes, podem ocorrer e, portanto, devem ser de ciência do paciente para que possa escolher entre a realização do procedimento ou o uso de aparelhos auditivos convencionais.

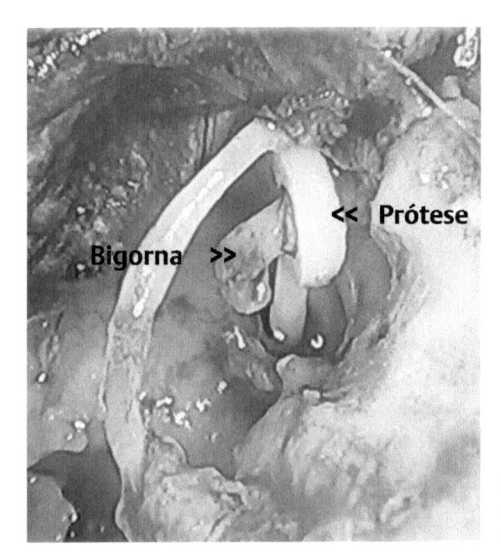

Fig. 10-3. Prótese de teflon encaixada na bigorna, após remoção do estribo, sob visão endoscópica. (Fonte: O Autor.)

No eventual comprometimento coclear da doença, a evolução da perda auditiva neurossensorial pode-se mostrar nos exames de audiometria. Nesse caso podemos lançar mão, também, de medicamentos conhecidos por bifosfonatos, que têm por finalidade desacelerar o processo de remodelação óssea. Desses, o mais utilizado é o alendronato de sódio por períodos limitados. Embora sejam possíveis, sua ação atenuante da doença segue controversa na literatura, além de acrescerem riscos como acometimentos gástricos ou necrose do osso da mandíbula. A falta de evidência clara de benefício e os possíveis efeitos adversos fazem com que essas medicações sejam pouco prescritas ou recomendadas pelos médicos e/ou aceitas pelos pacientes.

É possível, ainda, que a doença evolua em grau de surdez, mesmo que a cirurgia de estapedotomia tenha sido realizada e bem-sucedida e o paciente venha a necessitar do uso de AASI ou precise de outras opções cirúrgicas para o reestabelecimento auditivo.

Pacientes com graus avançados de otosclerose e que não apresentam resultados satisfatórios com os tratamentos acima descritos podem-se beneficiar das próteses auditivas implantáveis, como as próteses auditivas ancoradas ao osso, no caso de surdez condutiva, ou mesmo do implante coclear, quando houver comprometimento coclear extenso cursando com surdez severa ou profunda sem ganho sustentado com o AASI. A cirurgia de implante coclear pode ser desafiadora dependendo do nível de destruição óssea da cóclea, sendo indispensável a correta e minuciosa análise tomográfica pré-operatória bem como o alinhamento de expectativas quanto ao ganho auditivo pelo paciente. A seguir, imagens tomográficas de uma cóclea de aspecto normal (Fig. 10-4), de uma cóclea comprometida pela otosclerose (Fig. 10-5) e, finalmente, de uma cóclea com o feixe de eletrodos do implante coclear devidamente posicionadas após cirurgia (Fig. 10-6).

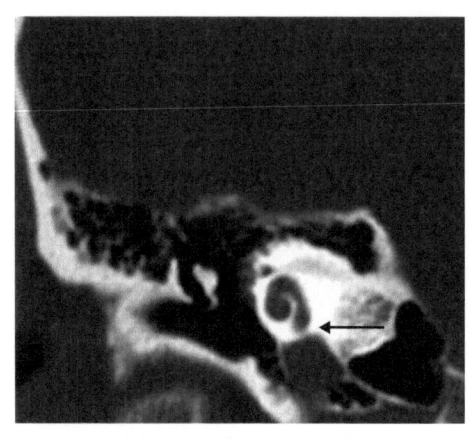

Fig. 10-4. Cóclea normal na tomografia computadorizada. (Fonte: O Autor.)

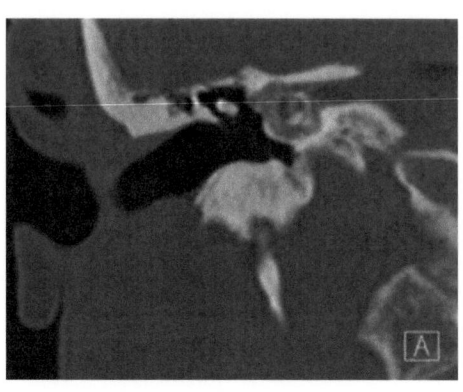

Fig. 10-5. Cóclea com grande degeneração óssea causada por otosclerose coclear. (Fonte: O Autor.)

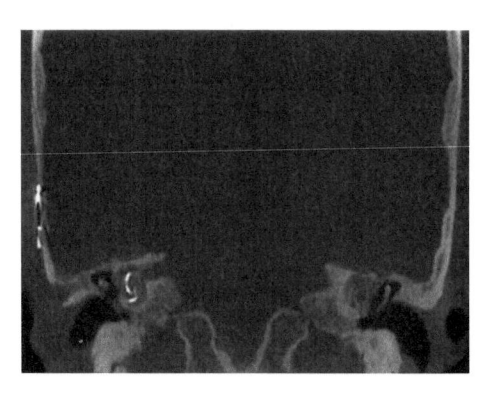

Fig. 10-6. Feixe de eletrodos colocado dentro da cóclea em um caso de otosclerose coclear e surdez profunda. (Fonte: O Autor.)

CONCLUSÃO

A otosclerose é uma doença de acompanhamento e tratamento minuciosos. Deve ser acompanhada periodicamente com exames audiométricos e, eventualmente, tomografias computadorizadas, independentemente da modalidade terapêutica adotada de início. Além disso, é importante reiterar aos pacientes seu caráter genético e aconselhar o acompanhamento auditivo também dos filhos, de maneira precoce, buscando sempre a melhor forma de adequação à realidade de cada paciente de modo individualizado.

BIBLIOGRAFIA

Angermeier J, Hemmert W, Zirn S. Sound Localization Bias and Error in Bimodal Listeners Improve Instantaneously When the Device Delay Mismatch Is Reduced. Trends Hear. 2021 June;25.
Amazonas. Lei nº 241, de 31 de março de 2015. Consolida a legislação relativa à pessoa com deficiência no Estado do Amazonas, e dá outras providências. [Acesso em 18 abril 2020]. Disponível em: <https://sapl.al.am.leg.br/norma/9317>.
Baguley D, McFerran D, Hall D. Tinnitus. The Lancet. 2013;382(9904):1600-7.
Banhara MR, Nascimento LT do, Costa Filho OA, Bevilacqua MC. Uso combinado do implante coclear e aparelho de amplificação sonora individual em adultos. Distúrbios da Comun. 2004;16(1):27-33.
Batta TJ, Karosi T & Sziklai I. Otosclerosis: an organ-specific inflammatory disease with sensorineural hearing loss. Eur Arch Otorhinolaryngol. 2009;266:1711-8.
Bento R. Tratado de Otologia. 2. ed. São Paulo: Atheneu; p. 457-62
Bento RF, Monteiro TA, Tsuji RK, Gomez MQT, Pinna MH, Goffi-Gomez, MVS, Brito R. Retrolabyrinthine approach for surgical placement of auditory brainstem implants in children. Acta Oto-laryngologica, 2012;132:462-466.
Bento RF, Brito NRV, Sachez TG, Miniti A. The transmastoid retrolabyrinthine approach in vestibular schwannoma surgery. Otolaryngology and Head and Neck Surgery 2002;127(5):437-441.
Bento RF, Brito NRV, Castilho AM, Gomez MVSG, Sant'anna SBG, Guedes MC. Resultados auditivos com o implante coclear multicanal em pacientes submetidos à cirurgia no Hospital das Clínicas da Faculdade de Medicina da Universidade de São Paulo. Rev Bras Otorrinolagingol 2004;70(5):632-637.
Bento RF, Brito NRV, Sanchez TG. Complicações da cirurgia do implante coclear. Arquivos da Fundação Otorrinolaringologia 2001;5(3):130-135.
Bento RF, Brito Neto RV, TsujiI RK, Gomes MQ, Goffi-Gomez MVS. Implante auditivo de tronco cerebral: técnica cirúrgica e resultados precoces em pacientes com neurofibromatose tipo 2. Rev Bras Otorrinolagingol 2008;74(5):647-651.
Bertuol B et al. Zumbido, qualidade de vida e questões emocionais de sujeitos usuários de próteses auditivas. Distúrbios da Comunicação. 2018;30(1):80-9.
Bess FH, Tharpe AMGA. Auditory performance of children with unilateral sensorineural hearing loss. Ear Hear. 1986;7(1):20-6.
Bittencourt AG, Ikari LS, Torre AAG Della, Bento RF, Tsuji RK, Neto RV de B. Post-lingual deafness: Benefits of cochlear implants vs. conventional hearing aids. Braz J Otorhinolaryngol. 2012;78(2):124-7.
Braga LFN. Do enquadramento jurídico das pessoas portadoras de deficiência auditiva unilateral no cenário brasileiro atual. [Acesso em 27 abril 2020]. Disponível em: <https://jus.com.br/artigos/59019/do-enquadramento-juridico-das-pessoas-portadoras-de-deficiencia-auditiva-unilateral-no-cenario-brasileiro-atual>.
Brasil. Constituição (1988). Emenda Constitucional n.º 45, de 30 de dezembro de 2004. Altera dispositivos dos arts. 5º, 36, 52, 92, 93, 95, 98, 99, 102, 103, 104, 105, 107, 109, 111, 112, 114,

115, 125, 126, 127, 128, 129, 134 e 168 da Constituição Federal, e acrescenta os arts. 103-A, 103B, 111-A e 130-A, e dá outras providências.
Brasil. Decreto n° 6.214, de 26 de setembro de 2007. Regulamenta o benefício de prestação continuada da assistência social devido à pessoa com deficiência e ao idoso de que trata a Lei n o 8.742, de 7 de dezembro de 1993, e a Lei nº 10.741, de 1º de outubro de 2003 , acresce parágrafo ao art. 162 do Decreto n o 3.048, de 6 de maio de 1999, e dá outras providências. Diário Oficial da União 28 ago 2007; 1:16.
Brasil. Decreto n° 6.564, de 12 de setembro de 2008. Altera o Regulamento do Benefício de Prestação Continuada, aprovado pelo Decreto no 6.214, de 26 de setembro de 2007, e dá outras providências. Diário Oficial da União 15 ago 2008;1:1.
Brasil. Lei Complementar nº 142, de 8 de maio de 2013. Regulamenta o § 1o do art. 201 da Constituição Federal, no tocante à aposentadoria da pessoa com deficiência segurada do Regime Geral de Previdência Social - RGPS. Diário Oficial da União 09 mai 2013;88(1):1.
Brasil. Lei n° 12.435, de 6 de julho de 2011. Altera a Lei nº 8.742, de 7 de dezembro de 1993, que dispõe sobre a organização da Assistência Social. Diário Oficial da União 07 set 2011.
Brasil. Lei n° 13.146, de 6 de julho de 2015. Institui a Lei Brasileira de Inclusão da Pessoa com Deficiência (Estatuto da Pessoa com Deficiência), 2015. Diário Oficial da União 07 set 2015;1:2.
Brasil. Lei nº 13.981, de 23 de março de 2020. Altera a Lei nº 8.742, de 7 de dezembro de 1993 (Lei Orgânica da Assistência Social), para elevar o limite de renda familiar per capita para fins de concessão do benefício de prestação continuada. Diário Oficial da União 24 mar 2020;57(1):1.
Brasil. Lei nº 8.742, de 7 de dezembro de 1993. Dispõe sobre a organização da Assistência Social e dá outras providências. Diário Oficial da União 08 dez 1993;1:18769.
Brito NRV, Bento RF, Yasuda A, Ribas GC, Rodrigues Junior AJ. Referências anatômicas na cirurgia do implante auditivo de tronco cerebral. Rev Bras Otorrinolaringol 2005. 71(3):282-286.
Costa BSL, Ribeiro SS. A representação da surdez na literatura: vivências e experiências de surdos e familiares de surdos. [Acesso em 14 abr 2020] .Disponível em: < https://www.scielo.br/j/elbc/a/rdtsZCs8dHGgXZ7bsdS486s/?lang=pt>. Cureoglu S, Ferlito A, Paparella MM, Rinaldo A, Schachern PS & Tsuprun V. Otosclerosis - etiopathogenesis and histopathology. American Journal of Otolaryngology – Head and Neck Medicine and Surgery. 2006;27:334-40.
Danieli F et al. Avaliação do nível de satisfação de usuários de aparelhos de amplificação sonora individuais dispensados pelo Sistema Único de Saúde. Revista da Sociedade Brasileira de Fonoaudiologia. 2011;16(2):152-9.
Diretrizes Gerais para a Atenção Especializada às Pessoas com Deficiência Auditiva no Sistema Único De Saúde - SUS/ Ministério da Saúde. Brasília: Ministério da Saúde, 2014.
Diretrizes Gerais para a Atenção Especializada às Pessoas com Deficiência Auditiva no Sistema Único De Saúde - SUS/ Ministério da Saúde. Brasília: Ministério da Saúde, 2014.
Dougherthy W, Kesser BW. Management of conductive hearing loss in children. Otolaryngol Clin N Am 2015;955-74.
Espírito Santo. Lei nº 6.999, de 27 de dezembro de 2001. Dispõe sobre o Imposto sobre a Propriedade de Veículos Automotores – IPVA, consolidando e atualizando as normas do tributo e dá outras providências. [Acesso em 18 abr 2020]. Disponível em: <http://www3.al.es.gov.br/Arquivo/Documents/legislacao/html/LEI69992001.html>.
Firszt JB, Reeder RM SM. Restoring hearing symmetry with two cochlear implants or one implant and a contralateral hearing aid. Rehabil Res Dev. 2008;45(5):749-68.
Gaiotti JO, Diniz RLFC, Gomes ND, Costa AMD, Villela CLBC, Moreira W. Diagnóstico tomográfico e aspectos relevantes da otosclerose. Radiol Bras. 2013 Set/Out;46(5):307-12.
Goffi-Gomez MV, Magalhães AT, Brito Neto R, Tsuji RK, Gomes Mde Q, Bento RF. Auditory brainstem implant outcomes and MAP parameters: report of experiences in adults and children. Int J Pediatr Otorhinolaryngol. 2012 Feb; 76(2):257-64.
Hamerschmidt R, Mocellin M, Faria JLG, Gasperin A, Kutianski V, Wiemes G, Trevizan G. Anestesia local e sedação para cirurgia do implante coclear: uma alternativa possível. Brazilian Journal of Otorhinolaryngology (Impresso). 2010;76:561-4.

Hamerschmidt R, Moreira ATR, Wiemes GRM, Tenório SB, Tâmbara EM. Cochlear Implant Surgery with Local Anesthesia and Sedation. Otology & Neurotology 2013;34:75-8.

Henry JA et al. Tinnitus management: Randomized controlled trial comparing extended-wear hearing aids, conventional hearing AIDS, and combination instruments. Journal of the American Academy of Audiology 2017;28(6): 546-61.

Hobson J, Chisholm E, El Refaie A. Sound therapy (masking) in the management of tinnitus in adults. Cochrane Database of Systematic Reviews 2012;11.

Jensen DR, Grames LM, Lieu JE. Effects of aural atresia on speech development and learning: retrospective analysis from a multidisciplinar craniofacial clinic. JAMA Otolaryngol Head Neck Surg 2013;139(8):797-802.

JF F. Monoaural versus binaural hearing: ease of listening, word recognition, and attentional effort. Ear Hear. 1992;13(2):80-6.

Junior FC, Pinna MH, Alves RDA, Malerbi AFS, Bento RF. Cochlear Implantation and Single-sided Deafness: a Systematic Literature Review

Kelsall D, Lupo E, Biever A. Longitudinal outcomes of cochlear implantation and bimodal hearing in a large group of adults: A multicenter clinical study. Am J Otolaryngol - Head Neck Med Surg. 2021 Jan 1;42(1).

Lloyd L. & Kaplan H. No Title. Audiometric Interpret a Man basic audiometry / by Lyle L Lloyd Harriet Kaplan. 1978;(University Park Press Baltimore).

Lobato L, Eliane A. Acessibilidade para surdos oralizados e as polêmicas. [Acesso em 20 abr 2020]. Disponível em: < https://desculpenaoouvi.com.br/acessibilidade-para-surdos-oralizados-e-as-polemicas/>.

Lobato L, Eliane A. Surdos usuários da Libras, surdos sinalizados ou simplesmente Surdos. [Acesso em 20 abr 2020]. Disponível em: < https://desculpenaoouvi.com.br/surdos-usuarios-da-libras-surdos-sinalizados-ou-simplesmente-surdos/>.

Lotfi Y, Hasanalifard M, Moossavi A, Bakhshi E, Ajaloueyan M. Binaural hearing advantages for children with bimodal fitting. Int J Pediatr Otorhinolaryngol. 2019 Jun 1;121:58-63.

Mangia LRL, Santos VM, Mansur TM, Wiemes GRM, Hamerschmidt R. Facial Nerve Intraoperative Monitoring in otologic surgeries under sedation and local anesthesia. International Archives of Otorhinolaryngology (PRINT) 2020;24:11-7.

Mato Grosso. Lei n° 7.301, de 17 de julho de 2000. Institui o Imposto sobre a Propriedade de Veículos Automotores-IPVA e dá outras providências. [Acesso em 18 abr 2020]. Disponível em: <http://app1.sefaz.mt.gov.br/0325677500623408/07FA81BED2760C6B84256710004D3940/62CE5995729DDCEA03256921006ED745>

Matos IL, Rocha AV, Mondelli, MFCG. Aplicabilidade da orientação fonoaudiológica associada ao uso de aparelho de amplificação sonora individual na redução do zumbido. Audiology-Communication Research 2017;22.

Mcneill C et al. Tinnitus pitch, masking, and the effectiveness of hearing aids for tinnitus therapy. International journal of audiology. 2012;51(12):914-9.

Mondelli MFCG, Argentim JP, Rocha, AV. Correlação entre percepção de fala e zumbido antes e após o uso de amplificação. Audiology-Communication Research. 2016;21.

Moreira L. Tipos de surdez. [Acesso em 24 mar 2021]. Disponível em: <https://portalotorrino.com.br/tipos-graus-de-surdez/>.

Nobre RA, Bevilacqua MC, Nascimento LT. Uso combinado do implante coclear e aparelho de amplificação sonora individual em adultos. Distúrbios da Comun. 2009;16(1):229-38.

Nyirjesy S, Rodman C, Tamati TN, Moberly AC. Are There Real-world Benefits to Bimodal Listening? Otol Neurotol. 2020 Oct 1;41(9):e1111-7.

Offeciers E, Morera C, Müller J, Huarte A, Shallop J CL. International consensus on bilateral cochlear implants and bimodal stimulation. Acta Oto-laryngol. 2005;125(9):918-9.

Oliveira J. Implante coclear – Introdução. Surdez: Implicações Clínicas e Possibilidades Terapêuticas. 2005;38:262-72.

Pfeifer PV. Direitos dos deficientes auditivos. [Acesso em 12 set 2021]. Disponível em: <https://cronicasdasurdez.com/direitos-dos-deficientes-auditivos/>

Pfeifer PV. Tipos de surdez: condutiva, neurossensorial e mista. [Acesso em 6 mai 2020]. Disponível em: <https://cronicasdasurdez.com/tipos-de-surdez-condutiva-neurossensorial-e-mista/>

Phillips JS, Mcferran D. Tinnitus retraining therapy (TRT) for tinnitus. Cochrane database of systematic reviews. 2010;3.

Potsic WP, Korman SB, Samadi DS et al. Congenital cholesteatoma: 20 years experience at the Children`s Hospital of Philadelphia. Otolaryngol Head Neck Surg 2002;126(4):409-14.

Rocha AV, Mondelli, MFCG. Sound generator associated with the counseling in the treatment of tinnitus: evaluation of the effectiveness. Brazilian Journal of Otorhinolaryngology. 2017;83(3):249-55.

Roland PS. Otosclerosis. Emedicine – Medscape`s Continually Updated Clinical Reference. 2008.

Shpak T, Most T, Luntz M. Phoneme recognition in bimodal hearing. Acta Otolaryngol. 2020;854-60.

Site Advanced Bionics. Disponível em: https://advancedbionics.com/br/pt_br/home.html.

Site Cochlear, ano. Disponível em: https://www.cochlear.com/br/pt/home

Site MED-EL, ano. Disponível em: https://www.medel.com/pt-br/

Site Oticon. Disponível em: https://www.oticonmedical.com/

Sturm JJ, Kuhlmey M, Alexiades G, Hoffman R, Kim AH. Comparison of Speech Performance in Bimodal versus Bilateral Cochlear Implant Users. Laryngoscope [Internet]. 2021 Apr 1 [cited 2021 Oct 13];131(4):E1322–7. Available from: https://onlinelibrary.wiley.com/doi/full/10.1002/lary.29062.

Tizue Yamaguchi C, Valéria Schmidt Goffi -Gomez M, Paulo S. Audiologic profile of hearing aids users in the contralateral ear of a cochlear implant: preliminary results. July-Set. 2009;11(3):494-8.

Tokita J, Dunn C, Hansen MR. Cochlear implantation and singlesided deafness. Curr Opin Otolaryngol Head Neck Surg. 2014;22(5):353-8.

Westin VZ et al. Acceptance and Commitment Therapy versus Tinnitus Retraining Therapy in the treatment of tinnitus: a randomised controlled trial. Behaviour Research and Therapy. 2011;49(11):737-47.

WHO|World Health Organization [Internet]. OMS. No Title.

Zaslavsky C, Gus I. Idoso. Doença cardíaca e comorbidades. Arq Bras Cardiol. 2002;79(6):635-9.

Zhang H, Zhang J, Peng G, Ding H, Zhang Y. Bimodal benefits revealed by categorical perception of lexical tones in mandarin-speaking kindergarteners with a cochlear implant and a contralateral hearing aid. J Speech, Lang Hear Res [Internet]. 2020 Dec 14;63(12):4238-51. Available from: http://pubs.asha.org/doi/10.1044/2020_JSLHR-20-00224.

Zhang H, Zhang J, Peng G, Ding H, Zhang Y. Bimodal benefits revealed by categorical perception of lexical tones in mandarin-speaking kindergarteners with a cochlear implant and a contralateral hearing aid. 2020 Nov 13 [cited 2021 Oct 13];63(12):4238-51. Available from: https://pubs.asha.org/doi/10.1044/2020_JSLHR-20-00224.

Zumach A, Gerrits E, Chenault MN, Anteunis LJC. Otitis media and speech-in-noise recognition in school-aged children. Audiol Neurotol 2009;14(2):121-9.

Zumach A, Gerrits E, Chenault MN, Anteunis LJC. Long-term effects of early otitis media on language development. Journal of Speech, Language and Hearing Research 2010;53:24-43.

ÍNDICE REMISSIVO

Entradas acompanhadas por um *f* ou *q* em itálico indicam figuras e quadros, respectivamente.

A
ABI (Implante Auditivo Troncoencefálico/ *Auditory Brainstem Implant*), 39-41
  ativador do, 41
    avaliação de, 40
      pelo fonoaudiólogo, 40
      pelo médico otorrinolaringologista, 40
  componentes do, 39
    critérios, 40
      aconselhamento pré-operatório, 40
      orientação pré-operatória, 40
  cuidados no pós-operatório, 41
  indicações, 40
  processador de fala, 41
    programação do, 41
Alteração(ões)
  gastrointestinais, 9
  na labirintite, 9
Aparelho Auditivo
  benefícios do, 27-28
    capacidade de ouvir de volta, 27
    conforto no dia a dia, 27
    facilita o dia a dia no trabalho, 28
    melhor interação com outras pessoas, 28
    melhora a saúde mental, 28
Aposentadoria
  especial, 21
  para deficientes auditivos, 21
Atresia
  aural, 6
    perda auditiva por, 6
      condutiva, 6
Audição
  na labirintite, 9
    diminuída, 9
    perda da, 9

B
Benefício(s)
  do aparelho auditivo, 27-28
    capacidade de ouvir de volta, 27
    conforto no dia a dia, 27
    facilita o dia a dia no trabalho, 28
    melhor interação com outras pessoas, 28
    melhora a saúde mental, 28
Bigorna
  prótese de teflon encaixada na, 47*f*
  após remoção do estribo, 47*f*
BPC (Benefício de Prestação Continuada)
  para deficientes auditivos, 22

C
Cóclea
  feixe de eletrodos dentro da, 48*f*
    em otosclerose coclear, 48*f*
      e surdez profunda, 48*f*
  normal, 48*f*
    com degeneração óssea, 48*f*
      por otosclerose coclear, 48*f*
Colesteatoma
  perda auditiva por, 6
    condutiva, 6

D
Deficiente(s) Auditivo(s)
  direitos dos, 19-24
    aposentadoria especial, 21
    BPC, 22
    isenção do IPVA, 21
    surdez unilateral, 23
Degeneração
  óssea, 48*f*

cóclea normal com, 48*f*
   por otosclerose coclear, 48*f*
Desafio(s)
   da perda auditiva, 27-28
      e benefícios do aparelho auditivo, 27-28
         capacidade de ouvir de volta, 27
         conforto no dia a dia, 27
         facilita o dia a dia no trabalho, 28
         melhor interação
            com outras pessoas, 28
         melhora a saúde mental, 28
Desequilíbrio
   na labirintite, 9
Direito(s)
   dos deficientes auditivos, 19-24
      aposentadoria especial, 21
      BPC, 22
      isenção do IPVA, 21
      surdez unilateral, 23
Down
   síndrome de, 35
      implante coclear e, 35

E
Estribo
   remoção do, 47*f*
      prótese de teflon encaixada após, 47*f*
         na bigorna, 47*f*

I
Implante Coclear, 29-37
   acompanhamento, 34
      fonoaudiológico, 34
   ativação, 34
   cirurgia, 32
   contraindicações, 31
   cuidados, 34
   em situações especiais, 34
      prematuridade, 35
      síndrome, 35, 36
         de Down, 35
         de Usher, 36
      TEA, 35
   etapas pré-operatórias, 32
   indicações, 29
   localização do, 33*f*
IPVA (Imposto sobre Propriedade de Veículos Automotores)
   isenção do, 21
      para deficientes auditivos, 21

L
Labirintite
   e perda auditiva, 9-12
   labirinto membranoso, 43*f*
   labirinto ósseo, 43*f*
   sinais, 9
      alterações gastrointestinais, 9
      audição, 9
         diminuída, 9
         perda da, 9
      desequilíbrio, 9
      náuseas, 9
      sudorese, 9
      tontura, 9
      vertigem, 9
      vômitos, 9
      zumbidos no ouvido, 9
   tratamento, 11
      da causa, 11
      dos sintomas, 11
      reabilitação, 11
         do labirinto, 11
Labirinto
   reabilitação do, 11

# N
Náusea(s)
   na labirintite, 9

O
OMC (Otite Média Crônica)
   perda auditiva por, 6
      condutiva, 6
OME (Otite Média com Efusão)
   perda auditiva por, 5
      condutiva, 5
Otosclerose, 43
   coclear, 48*f*
      degeneração óssea por, 48*f*
         cóclea normal com, 48*f*
      e surdez profunda, 48*f*
         feixe de eletrodos dentro da cóclea, 48*f*
   diagnóstico, 44
   etiopatogenia, 44
   labirinto, 43*f*
      membranoso, 43*f*
      ósseo, 43*f*
   perda auditiva, 45*f*
      avaliação da, 45*f*
         testes, 45*f*
            de Rinne, 45*f*
            de Weber, 45*f*
   tratamento, 45

Ouvido
    anatomia do, 1f
    externo, 1
    interno, 1
    médio, 1

P
Perda Auditiva
    avaliação da, 45f
        testes, 45f
            de Rinne, 45f
            de Weber, 45f
    condutiva, 5
        adquirida, 5
            causas mais comuns de, 5
                OMC, 6
                OME, 5
        causas congênitas de, 6
            atresia aural, 6
    desafios da, 27-28
        e benefícios do
            aparelho auditivo, 27-28
            capacidade de ouvir de volta, 27
            conforto no dia a dia, 27
            facilita o dia a dia no trabalho, 28
            melhor interação
                com outras pessoas, 28
            melhora a saúde mental, 28
    labirintite e, 9-12
    na população jovem, 25-26
    o que é, 1-4
        anatomia do ouvido, 1f
        condutiva, 2
        leve, 2
        mista, 2
        moderada, 2
        neurossensorial, 2
        profunda, 3
        severa, 3
População
    jovem, 25-26
        perda auditiva na, 25-26
Prematuridade
    implante coclear e, 35
Problema(s)
    causas relacionadas com, 14
        do zumbido, 14
        de saúde, 14
        no sistema auditivo, 14
Prótese
    de teflon, 47f
        encaixada na bigorna, 47f
            após remoção do estribo, 47f

R
Reabilitação
    auditiva, 5-7, 39-41
        na surdez de causa condutiva, 5-7
            colesteatoma, 6
            perda auditiva condutiva, 5
                causas comuns, 5
                causas congênitas, 6
        na surdez profunda, 39-41
            ABI, 39-41
                componentes do, 39
                ativador do implante, 41
                cuidados no pós-operatório, 41
                indicações, 40
                    avaliação de, 40
                    critérios de, 40
                processador de fala, 41
                    programação do, 41
    do labirinto, 11
Rinne
    teste de, 45f

S
Saúde
    mental, 28
        melhora na, 28
            aparelho auditivo e, 28
    problemas de, 14
        zumbido relacionados com, 14
Síndrome
    implante coclear e, 35, 36
        de Down, 35
        de Usher, 36
Sistema
    auditivo, 14
        problemas no, 14
            zumbido relacionados com, 14
Sudorese
    na labirintite, 9
Surdez
    de causa condutiva, 5-7
        reabilitação auditiva na, 5-7
            colesteatoma, 6
            perda auditiva condutiva, 5
                causas comuns, 5
                causas congênitas, 6
    profunda, 39-41, 48f
        otosclerose coclear e, 48f
            feixe de eletrodos dentro da cóclea, 48f
        reabilitação auditiva na, 39-41
            ABI, 39-41
                componentes do, 39
                ativador do implante, 41
                cuidados no pós-operatório, 41

indicações, 40
　avaliação de, 40
　critérios de, 40
　processador de fala, 41
　　programação do, 41
unilateral, 23
　direitos na, 23

T

TEA (Transtornos do Espectro Autista)
　implante coclear e, 35
Teste(s)
　de Rinne, 45*f*
　de Weber, 45*f*
Tontura
　na labirintite, 9

U

Usher
　síndrome de, 36
　　implante coclear e, 36

V

Vertigem
　na labirintite, 9
Vômito(s)
　na labirintite, 9

W

Weber
　teste de, 45*f*

Z

Zumbido(s), 13-17
　bilateral, 13
　causas, 14
　　externas, 14
　　relacionadas com problemas, 14
　　　de saúde, 14
　　　no sistema auditivo, 14
　no ouvido, 9
　　na labirintite, 9
　unilateral, 13